気療講座3

癒しの人体地動説

神沢 瑞至
Tadashi Kanzawa

文芸社

はじめに——なぜ？　なぜ？　そしてなぜ？　の「気療人生」

「気療」に目覚めたきっかけは、私が44歳になったばかりの頃でした。それは真夜中の睡眠中に突然、脳幹の電撃ショックと全身（体内）に衝撃（バイブレーション）が走ったことです（これが体内における超ミクロエネルギーのマクロ化現象）。約1ヶ月にわたって6回の電撃ショックがありました。なお、気療とは、自他治癒力（積極的免疫力）を高めることで健康増進を図ることです。

　この電撃ショックによりいろいろな持病が解消されて、「自他治癒力（気療生命エネルギー）」を身につけるようになったのです。以来33年がたちます。その間、「気療ハンド」を使って、気療エクササイズや気療ヒーリングによりさまざまな気療現象が起こりました。現在でも誰もがこの気療現象を起こせます。

　気療ハンドについて説明しておきます。5本の指をそろえて「くの字」にします。「くの字」にした状態で「人さし指」に「親指」を「押しつける」。この「押しつけた状態」が気療ハンドです（35ページ写真参照）。

　この気療ハンドが「太古の脳幹」を呼び起こすと考えられます。「太古の脳幹」は「現在の脳幹」の中に太古からの遺伝情報として眠っています。この「太古の脳幹」は、太古の時代からの厳しい環境を生き抜いてきたたくましい「脳幹」です。

　気療ハンドを使って、体調不良・ケガ・傷などが、なぜ改善するのか。そして気療ハンドが相手の体に触らずして、また離れているのに（遠隔気療ヒーリング）、なぜよくなるのか。

さらに気の力（気療生命エネルギー）が体内に発生・発散するのはなぜか。気療生命エネルギーが、遠く離れている相手方と、瞬間伝達交流ができるのは、なぜなのか。筋肉細胞の「瞬間収縮硬直現象（内在硬直・顕在硬直）」が、なぜ起きるのか。その他たくさんの気療現象があります。

これらの気療現象について一つ一つ追究・研究してきました。まさに「なぜ？　なぜ？　そしてなぜ？」の「気療人生」でした。

では私が出版した著書に基づいて、気療の歴史を見てみましょう。気療前半の人生は、「気療」と「遠隔気療」に基づく「気療現象論」でした。「気療」は、体調不良・ケガ・傷などに対する方法論といえます。あのようにすれば、このようにすれば、体調不良・ケガ・傷などが改善する「創意と工夫」の「気療現象論」です。

そして、「遠隔気療」は、大脳による意識交流を基礎にした方法論です。大脳を使った思いの世界、いわば思考の世界の方法論といえます。

この「気療現象論」では、遠く離れているのに、体調不良・ケガ・傷などが、なぜよくなるのかは説明できません。つまり追究・研究する手段もなく、言葉もなかったからです。

気療後半の時代は、「感ずるがまま」「あるがまま」。そして気療ハンドの「手振り」と「静止」だけで、なぜ体調不良・ケガ・傷などがよくなるのか、「気療現象論」に疑問を感じました。そこで、気療ハンドを使って起こるさまざまな気療現象の本質（根源）を追究・研究する決意をしました。

その後、著書『気療で健康増進』『気療講座　自他治癒力を身につけよう』『気療講座２「気療現象の原理」の発見』が出版されます。この3冊によって「気療現象学」が生まれたのです。
「気療現象学」は、気療ハンドを使って、気療エクササイズや気療ヒーリング（対面気療・自己気療・遠隔気療）などによって起こるさまざまな気療現象を追究・研究してきた気療理論です。この「気療現象学」は、生理機能・物理機能、すなわち医学的・生物学的・物理学的・化学的に、そして原理的に追究・研究する実践哲学です。

現在では、気療ハンドにより起こるさまざまな気療現象についての質問に即答することができるようになりました。また、体調不良・ケガ・傷などの生理的現象についても、「気療現象学」に基づいて「なぜ、よくなるか」を説明することができます。

気療の立場からすれば、一般的にいわれる摩訶《まか》不思議、超能力、特殊能力、特別能力という概念は、まったくありません。誰もが気療ハンドを使って体調不良・ケガ・傷などをよくする能力をもっています。

ここで、一言で気療ハンドを表現します。

○気療ハンドは、存在そのもの
○気療ハンドは、万人共有

この二つの標語を起点として、掲《かか》げて進めていきます。

本書の構成は、文章を簡単にして、より理解しやすくするため、会話形式（Q&A方式）を導入しています。

なお、本書の出版に際し、お世話になりました文芸社の瓜谷綱延社長、たまサロン藤井惇子様、編集部の高橋聖貴様のお名前を付記しておきます。ありがとうございました。

そして私を気療の世界へ導いてくださった、たま出版・故瓜谷侑広社長に感謝の意を表し、本書を捧げます。

2020（令和2）年5月

気療塾学院長・神沢瑞至

［目　次］

本文イラスト　青木廉児

序章　「癒しの仕組み」と「人体の3つの機能」

1 「現在の癒しの仕組み」と「未知なる癒しの仕組み」

体調不良・ケガ・傷などをよくする療法は、現在たくさんあります。特に科学技術や現代医学の発達により、最先端医療としてバイオテクノロジーがあります。

バイオテクノロジーは、細胞を培養し、移植して病気やケガを治す再生医療です。そして今日の現代医学を中心としたいろいろな療法（現在の医療体制）を、気療の立場から、「現在の癒しの仕組み」と呼ぶことにします。

「癒し」とは、体調不良・ケガ・傷などを改善させ、「病気の予防」などに関するすべてを包含《ほうがん》します。すべてを包含する「現在の癒しの仕組み」は体外療法を基本にしています。

体外療法は体の外から体調不良・ケガ・傷などを治す療法です。例えば、手術、薬、湿布薬などにより体の外から治します。

この「現在の癒しの仕組み」に対して、実は、誰も知らない「未知なる癒しの仕組み」があります。この「未知なる癒しの仕組み」が、気療ハンドを使って、体の中から「自分や他者」の体調不良・ケガ・傷などを改善させる「体内療法」です。

体内療法は、気療ハンドにすることにより、強い電気（気療電流）が体内に流れると考えられます。この気療電流によって超ミクロ（細胞・分子・原子・原子核）のレベルで超ミクロの微振動の「マクロ化現象」を起こして、自分や他者の体調不良・ケガ・傷などをよくするのでしょう。

つまり、私たちの体は、超ミクロの生理機能と物理機能で生きています。体調不良・ケガ・傷などは、超ミクロの細胞がダメージ（損傷）を受けた状態です。気療ハンドは、強い「気療電流」を体内に流して、ダメージを受けた超ミクロの細胞を修復します。簡単にいえば、超ミクロ同士の直接対決の体内療法です。

この体内療法が「未知なる癒しの仕組み」の基本となります。

この「未知なる癒しの仕組み」を理論的にわかりやすくするため、「現在の癒しの仕組み」と対比する必要があります。そして、さらに人体を「３つの機能」に分類する必要があります。

Ｑ　まず、「現在の癒しの仕組み」とはなんですか？

Ａ　簡単にいうと、現代医療を中心とした医療体制のことをいいます。現在、体調不良・ケガ・傷などを治す療法はたくさんあります。また、病気の予防などを含めた包括的な医療体制のことをいいます。

Ｑ　なるほど。では「未知なる癒しの仕組み」は、なんですか？

Ａ　一般的に、「現在の医療体制」がすべてだと思っている人がほとんどだと思います。気療の立場からすると、私たちの体内には体調不良・ケガ・傷などに対して、もう一つ「未知なる癒しの仕組み」があります。

実をいいますと、気療ハンドによって癒しの現象が起きても、言葉もなく理論もなく、説明ができなかったのです。現在は、この「未知なる癒しの仕組み」を説明することができます。だから「癒しの人体地動説」として「未知なる癒しの仕組み」を展開していきたいのです！

Q　なるほど、わかりました。では、「癒しの仕組み」に「療法の違い」があるんですか？

A　もちろん。「現在の癒しの仕組み」は、体の外から癒す「体外療法」です。一方、「未知なる癒しの仕組み」は、体内の超ミクロ（細胞・分子・原子・原子核）のレベルで体の中からよくする体内療法です。

Q　では、超ミクロ（細胞・分子・原子・原子核）のレベルというのはなんですか？

A　私たちは、体調不良・ケガ・傷などを患部として、マクロ（大きく）的に考えていると思います。私たちの体は素粒子をもとにして、「原子核・原子・分子・細胞」からできていることを認識すべきときが到来したのではないかと思います。

詳しいことは、本章で説明します。次は「人体の3つの機能」について話をします。

2　人体を「3つの機能」に分類

気療の立場から、私たちの体を「3つの機能」に分類します。大脳の「知能機能」と、生命維持の「生理機能」と、超ミクロ（原子核・原子・分子）の「物理機能」の「3つの機能」に区分するのです。大きな意味では、大脳の「知能機能」は、生理機能に分類されます。しかし「未知なる癒しの仕組み」をわかりやすく説明するために、「考える大脳」を「知能機能」に分類する必要があります。

Q　なぜ、私たちの体には「3つの機能」があるのですか？

Ａ　私たちは、知能機能（大脳）の働きで生活しています。そして考えながら日常生活を送っています。ところが私たちの中で、物理機能（電磁気の働き）と生理機能（神経の働き）で生きていることを認識している人は少ないと思います。

Ｑ　なるほど。そうですね。では、なぜ人体を「３つの機能」に分類するんですか?

Ａ　現在、体調不良・ケガ・傷などをよくするのには、大脳（知能機能）とフリーハンド（自由の手）で、考えながら体調不良・ケガ・傷などを治す創意と工夫が必要です。つまり大脳（知能機能）が主体の療法です。これが「現在の癒しの仕組み」の基本です。

Ｑ　なるほど。「物理機能」と「生理機能」との関係はどうですか?

Ａ　「物理機能」と「生理機能」は「脳幹」の働きが主体です。特に物理機能の働きが基礎（ベース）です。

　気療ハンドにすると、脳幹が活性化して、強い気療電流（物理機能）と気療神経（感覚硬直神経と感知判別神経。気療神経・感覚硬直神経・感知判別神経は医学的に認められた神経ではなく、私がその存在を唱えている仮説です）が同時に働き出すと考えられます。これが体調不良・ケガ・傷などを改善させるのでしょう。

　このことは誰も知らないし、気がつかないでいます。だからこれを「未知なる癒しの仕組み」といいます。さらに病気の予防に役立ちます。

Ｑ　なるほど。わかりました。

Ａ　次は「未知なる癒しの仕組み」と「癒しの人体地動説」について、話します。

3　「未知なる癒しの仕組み」を「癒しの人体地動説」と呼ぶ

前述の通り、私は今まで誰も知らない「未知なる癒しの仕組み」を癒しの人体「地動説」と命名しました。「33年間の気療人生」を考えますと、相応《ふさわ》しい題名だと自分勝手に思います。読者の方にも興味をもっていただき、理解されると思います。

では、次の表１「人体の３機能と天動説・地動説」をご覧ください。

まず「生理機能」の欄をご覧ください。

体調不良・ケガ・傷などの生理的現象の「生理機能」を中心にして上段の「知能機能」を「癒しの人体天動説」とし、下段の「物理機能」を「癒しの人体地動説」としました。生理機能に対して、「上段の項目」と「下段の項目」を対比しながら話を進めていきます。

「太陽と地球」の天体運行の「天動説」と「地動説」の関係を、私たちの体に当てはめています。簡単に言いますと、癒しの人体「天動説」は、大脳を主体とするフリーハンド（知能機能）による、「現在の癒しの仕組み」です。一方、癒しの人体「地動説」は、脳幹を主体とする気療ハンド（物理機能）による、「未知なる癒しの仕組み」です。

ポーランドの天文学者であったコペルニクスは16世紀に、天体観測に基づき地動説を説きました。しかし、その説はカトリック教会から異端として否定されました。その後、地動説はさまざまな観測で証明されたことは皆さんもご存じの通りです。

表1　人体の３機能（天動説・地動説）

項目	人体の3機能		
機能	知能機能	生理機能	物理機能
仕組み	現在の「癒しの仕組み」		未知なる「癒しの仕組み」
説	癒しの人体「天動説」		癒しの人体「地動説」
手	フリーハンド	健康増進 病気の予防	気療ハンド
脳	大脳が主体		脳幹が主体
世界	思考の世界		感覚の世界
視点	マクロの視点	（医療処置後、静かに治るのを待つ自然治癒力） 病気やケガ・傷などの「生理的現象」 積極的に自分を癒し、他者をも癒す自他治癒力	超ミクロの視点
次元	4次元（思考次元）		気療次元（気療現象）
理論	現代医学		気療現象学
療法	体外療法		体内療法
呼吸	体外呼吸		気療呼吸（積極的な細胞呼吸）
神経	自律神経が主体		気療神経が主体
電気	生命電流		気療電流
振動	超微振動		超微振動のマクロ化現象
体内の気療現象・体外の気療現象（癒しの人体地動説）		生理機能：癒しの心身調整／癒しの三調整の原理／ミトコンドリアの増殖と活発化	物理機能：体外の気療現象の原理／体内の気療現象の原理／核力・核反応・化学反応
エネルギー	自然生命エネルギー		気療生命エネルギー
治癒力	自然治癒力		「自他治癒力」

体内に眠っている健康資源

人類の宇宙観や世界観を一変させたコペルニクスの発見から言葉を採用し、一般常識となっている現代療法を「天動説」とし、一方の脳幹を主体とする気療ハンド（物理機能）による、「未知なる癒しの仕組み」を「地動説」と呼ぶことにしたわけです。

一般常識となっている現代療法――癒しの人体「天動説」――が基本（主役）です。これに対して、癒しの人体「地動説」は、補完代替医療としての役割（脇役）を果たします。本書を書くにあたり、癒しの人体「地動説」というテーマを明確にするため、人体「天動説」と対比しながら、「未知なる癒しの仕組み」を理論的に説明していきます。

Q　「未知なる癒しの仕組み」とは、なんですか？

A　気療ハンドを使って、体内の超ミクロ（原子核・原子・分子・細胞）レベルで体調不良・ケガ・傷などをよくすることができる仕組みのことです。

Q　体内の超ミクロ（原子核・原子・分子・細胞）レベルで何をするのですか？

A　詳しいことは、これから順次、各章で説明します。

簡単にいいますと、体内療法として超ミクロのレベルで気療生命エネルギーの発生・発散源である「原子核のエネルギー」や「化学反応」、そして細胞のミトコンドリアの「増殖と活発化」を活用すれば、体調不良・ケガ・傷などがよくなるということです。そして誰も気づかない体内に眠っている健康資源、すなわち「自他治癒力」を呼び起こし活用することです。

これらが体調不良・ケガ・傷などを癒し、また病気の予防に素晴らしい効果をもたらします。このことを「未知なる癒しの仕組み」として、理論的に説明することができるのです。

Q　なるほど。わかりました。でもなぜ、「未知なる癒しの仕組み」を癒しの人体「地動説」と呼ぶことにこだわるんですか？

A　簡単にいえば、体の外から体調不良・ケガ・傷などを治す体外療法がすべてだと思っている人がほとんどです。気療ハンドを使った体内療法の存在は誰も知らないからです。

それにもう一つ気療ハンドが起こすさまざまな気療現象を「癒しの次元」としてとらえて、これを「気療次元」として考えていきます。

Q　なるほど。それで癒しの人体「地動説」にこだわるわけですね。

A　その通りです。それに癒しの人体「地動説」という呼び名は、33年間にわたる「なぜ？　なぜ？　そしてなぜ？」の気療人生でたどり着いた命名です。読者の方も理解してくれることを願っています。

次は、癒しの人体「天動説」と癒しの人体「地動説」の話を進めます。

4　癒しの人体「天動説」と癒しの人体「地動説」の対比

「未知なる癒しの仕組み」である癒しの人体「地動説」の内容を解き明かしていくために、表1「人体の３機能（天動説・地動説）」（23ページ）に従って、第1章から終章まで「目次」を構成します。そして、表上段の癒しの人体「天動説」と対比しながら、表下段の癒しの人体「地動説」をわかりやすく解き明かしていきます。

Q　なぜ、癒しの人体「天動説」と癒しの人体「地動説」を対比するのですか？

A　実は「未知なる癒しの仕組み」については私の著書、『気療講座　自他治癒力を身につけよう』と『気療講座2　「気療現象の原理」の発見』によって理論的には確立しています。しかし著書の内容が難しいという声があります。そこで、よりわかりやすい本書が必要となるのです。

Q　気療理論が難しいので、対比が必要なんですね。

A　その通りです。現代医療の「現在の癒しの仕組み」を「天動説」とし、それに対して「未知なる癒しの仕組み」を「地動説」としています。そのようにして、項目別に対比することで、癒しの人体「地動説」をより鮮明に理解してもらえると思ったからです。

Q　なるほど。わかりました。

A　次から、いよいよ第1章が始まります。よろしく。

Q　はい。楽しみにしています。

第1章　癒しの人体「天動説」と、癒しの人体「地動説」

1　大脳が主体の癒しの人体「天動説」

今日の現代医学を中心としたすべての療法を、現代医療体制として、「現在の癒しの仕組み」と位置づけます。そしてこの「現在の癒しの仕組み」を大脳（知能機能）を主体とする癒しの人体「天動説」とします。

この癒しの人体「天動説」を「大前提」として、対比しながら癒しの人体「地動説」を解き明かしていきます。したがって、本書においては、この癒しの人体「天動説」についてはほとんど論ずることはありません。

項目別に対比するのは、癒しの人体「地動説」を強調することで、多くの人に知ってもらうことが目的です。

Q　項目別に対比するのは、強調するためですか？

A　そうです。太陽と地球の関係では、天動説は間違いで否定されますが、ここでは逆に、天動説が大前提です。この逆転を認めることが大事です。

Q　なるほど。わかりました。

２　脳幹が主体の癒しの人体「地動説」

現代医療の「現在の癒しの仕組み」に対し、気療ハンドが起こすさまざまな気療現象を「未知なる癒しの仕組み」と呼びます。この「未知なる癒しの仕組み」は、誰も知らないまま、気がつかずに現在に至っています。

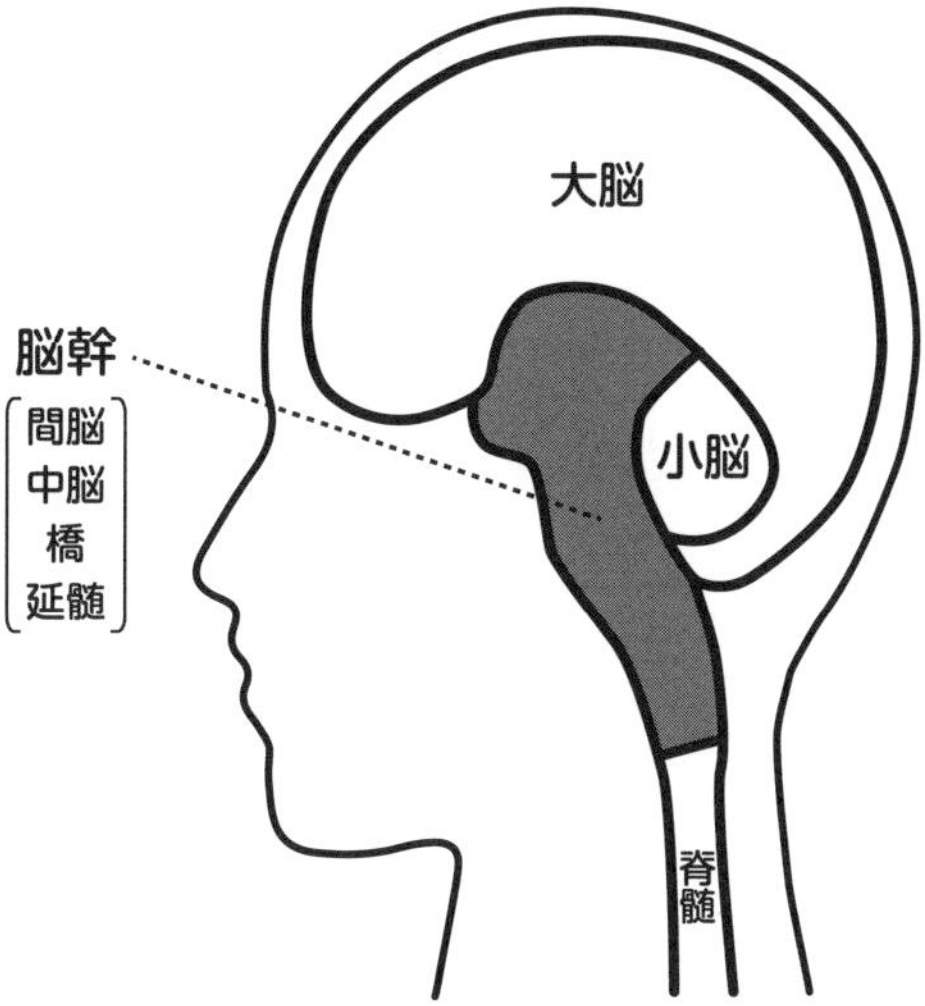

脳幹とは、脳のうち大脳と小脳とを除いた部分をさします

図１　脳の構造

気療ハンドが起こすさまざまな気療現象を説明するにも、言葉もなく理論もない状況でしたから、摩訶不思議・超能力・特殊能力としか見ることができなかったのです。

この「未知なる癒しの仕組み」すなわち癒しの人体「地動説」は、体調不良・ケガ・傷などへの癒し効果と、「病気の予防」に素晴らしい効果があります。本書では、この癒しの人体「地動説」を理論的に展開し、解き明かしていきます。

では、参考に上の図１「脳の構造」をご覧ください。

大脳は「考える脳」です。脳幹は「生きる脳」

です。この脳幹の働きが、「体調不良・ケガ・傷など」を治し、「病気の予防」をしてくれます。小脳は、「手足や体を動かす脳」です。

Q　気療ハンドによって起こるさまざまな気療現象とは、なんですか?

A　説明が難しくなるので、順次説明していきます。ただ、「体調不良・ケガ・傷など」をよくすることが主眼ですが、一般常識では考えられない気療現象があります。これらを「未知なる癒しの仕組み」、すなわち癒しの人体「地動説」として解明していきます。

Q　気療現象を解明するための癒しの人体「地動説」なんですね。

A　その通りです。次は気療ハンドの発見について話します。

3　大脳が主体のフリーハンド（自由に動かす手）

　フリーハンドは、大脳（知能機能）と運動神経の働きにより自由に使うことができます。当然のことですが、今日の文明社会を築けたのも、そして科学技術が発達したのもフリーハンドのおかげです。日常生活を送れるのも然《しか》りです。

　ところが自由に動かして使うフリーハンドの中に「気療ハンド」の世界があるのです。このことは、誰も気がつかないし、誰も発見できませんでした。それはなぜでしょうか?　それは気療ハンドの形にしても、手応えとして「硬直感」をまったく感ずることができないからです。

一つの思い出があります。それは、アフリカのケニアでの出来事です。テレビ局のロケをするため、その移動中にサイを見つけました、早速撮影を開始しました。

私は、右の手のひらの5本の指をそろえて「くの字」にして、サイとの「瞬間伝達交流」を開始しました。その開始と同時に、私の右の手のひらは「握りこぶし」状態になりました。

私は、そのまま「手振り」を続けました。サイは、木陰へ入って3分足らずで「いびき」をかいて眠ってしまいました。

ここで問題なのは、私の右手の「握りこぶし」状態のことです。私は、サイの生命エネルギーが強いため、「握りこぶし」になったのだと思いました。

その後、ある日5、6人でお茶を飲んでいたときのことでした。ふと、いつの時点で、手が硬直するのだろうと思ったのです。そこにいた1人の友人に、5本の指をそろえて、手のひらを「くの字」にしてもらいました。その状態で、人さし指に親指を「強く押しつけて」もらったのです。

私は、両手の力を使って、その親指と人さし指を引き離そうとしました。思い切り強く引いて、離そうとしましたが、ビクとも動きません。

他の人にも同様に試みましたが、全員の「くの字」はビクともしませんでした。これが「気療ハンド」の「発見」となったのです。

気療教室で塾生の人たちにも試《ため》しました。機会があるごとに試しました。握力のない高齢者や子供たちにも試しました。試した人全員といっていいほど、手のひらの「硬直現象」を起こしていました。

サイの生命エネルギーで手のひらが筋肉の硬直現象（握りこぶし）が起きたことに間違いありませ

ん。ですが、実は「くの字」の手のひらで、人さし指に親指を強く押しつけた状態にした瞬間に、筋肉の硬直現象が起きたことを知ったのです。これを「究極の一点」とし、のちに、「融合極点」と命名しました。

この手のひらの「融合極点」が、気療ハンドの発見となったのです。この気療ハンドが「気療のすべての始まり」となったのです。気療ハンドが「癒しの人体地動説」の「始まり」になります。

Q　気療ハンドが、フリーハンドの中にあるのはなぜですか？

A　いや、私も驚きました。この気療ハンドの発見がなかったら著書『気療講座2　「気療現象の原理」の発見』は書けなかったし、出版もなかったでしょう。『気療講座2　「気療現象の原理」の発見』は世の中に存在しなかったと思います。

Q　気療ハンドの発見から、「癒しの人体地動説」まで大変だったのでは？

A　その通りです。これから順次気療ハンドによる「癒しの人体地動説」を解き明かしていきます。

Q　はい。楽しみにしています。

4　脳幹が主体の気療ハンド「太古の脳幹」

フリーハンドの中に気療ハンドがあることは、思いもつかないことでした。

次の表2「気療ハンドの手順」の「気療ハンドの準備」の欄をご覧ください

表２　気療ハンドの手順

気療ハンドの準備		①　手のひらの力を抜いて構える	フリーハンドから気療ハンドへ		
		②　五本指をそろえて、手のひらを「くの字」にする			
		③　手のひらを「くの字」の状態にして五本の指にして、「人さし指」（気療電源）に「親指」を「強く押しつける」（大脳の抑制機能の緩和）			
融合極点		気療神経の作動（呼び起こし）「感ずるがまま」「あるがまま」脳幹指令による「筋肉の自然硬直」			
気療ハンド	感覚硬直神経	④　「くの字」の手のひらに「感覚硬直」が始まる（脳幹指令による筋肉硬直） ・「くの字」の手のひらが、そのまま感覚硬直（標準） ・「くの字」の手のひらが、握りこぶしの状態に感覚硬直 ・「くの字」の手のひらの五本指が、変形的に感覚硬直	気療電流（電子の移動・衝突）	生命エネルギーの感知・判別	気療は自然エネルギーと一体
	感知判別神経	⑤　感知判別神経が働き出す			
		⑥　気療生命エネルギーの交流感覚を感じ始める（熱感・しびれ感・圧迫感・冷感　チクチク・ピリピリ・ジリジリなど）			
		⑦　５本の指を含めて、手のひらに硬直感が生まれる			
		⑧　「くの字」の手のひらで、さまざまな生命エネルギーの変化を感知判別することが可能になる			
		※手順をコマ送り的に表現しましたが、気療電流が流れ、感覚硬直神経と感知判別神経は、瞬間的に同時作動します。			

次に35ページの写真をご覧ください。

実際の「形」と「感じ」としては、５本の指をそろえて、手のひらを「くの字」にします。そして親指で人さし指を強く押しつける状態にします。この「強く押しつけた」瞬間が「融合極点」であり、「強く押しつけた状態」が「気療ハンド」です。

気療ハンドにすると、「強く押しつけた」刺激が、瞬間的に脳幹に伝達されるのだと考えられます。それと同時に気療電流が全身に流れます。

その刺激を受けた脳幹から、気療ハンドと全身の筋肉（骨格筋・内臓筋など）の筋肉細胞に「瞬間収縮硬直」の指令が瞬間に伝達されるのでしょう。すると筋肉細胞の「瞬間収縮硬直と弛緩」、すなわち筋肉調整が始まります。

同時に「血流促進」、すなわち「血流調整」が始まります。それと同時に体内の細胞呼吸（気療呼吸・ガス交換）の活動が活発化して、呼吸調整が始まります。以上が癒しの三調整の原理です（あくまで仮説です）。

血流によって栄養と酸素が脳へ供給され、特に脳幹が「活性化」すると考えられます。活性化した脳幹指令により気療ハンドが「自然硬直」します。

それと同時に全身の筋肉細胞（骨格筋・内臓筋など）でも「瞬間収縮硬直と弛緩」が始まります。これが脳幹指令による「筋肉細胞」の「自然硬直」現象です。

脳幹指令と考えられるので、気療ハンドの「自然硬直」は、一日中疲れもなく持続できます。この「自然硬直」は誰にでも起きますが、「硬直感」を手応えとして感じないため、誰も発見することができ

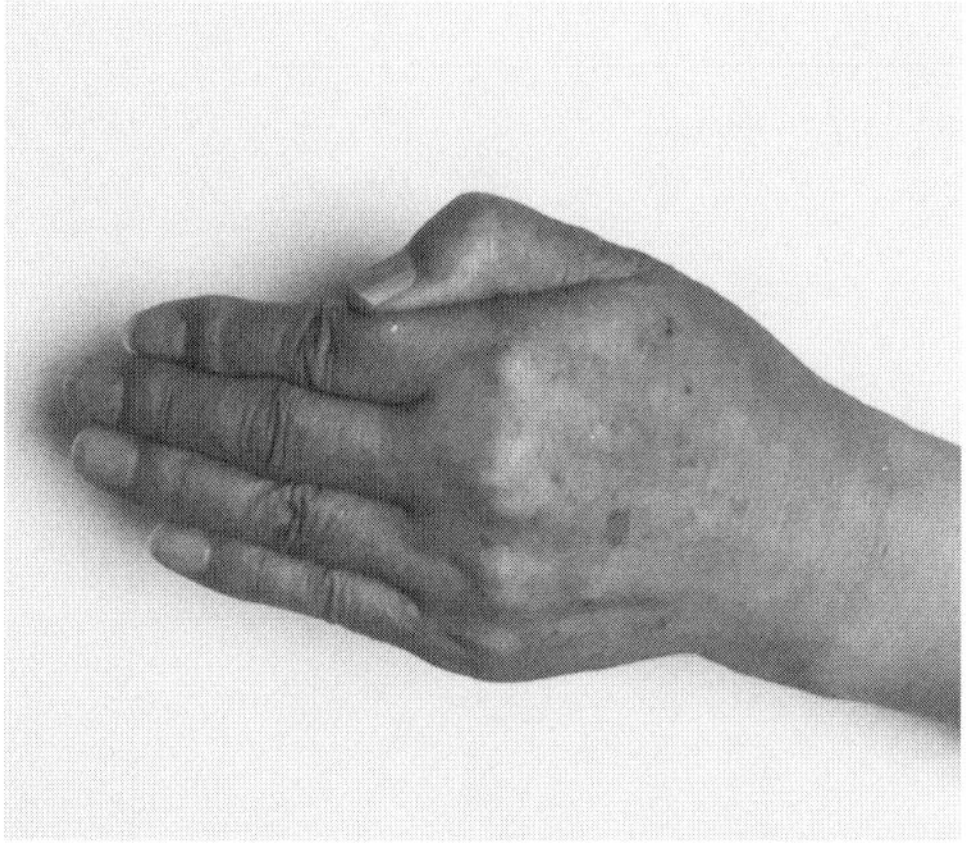

５本の指をそろえて「くの字」にした状態で「人さし指」に「親指」を「押しつける」。これが気療ハンド

なかったのです。私は発見するのに28年ほどの年月を要しました。

第3章でお話をしますが、気療ハンドにすると、生命電流から強い「気療電流」に変わります（物理機能）。同時に気療神経（感覚硬直神経と感知判別神経）が作動します（生理機能）。

脳幹指令による気療ハンド（全身の筋肉も含めて）の筋肉細胞の「自然硬直現象」という考え方は、「現在の癒しの仕組み」にはありません。だから発見されなかったのです。ちなみに気療ハンドは、「太古の手のひら」ともいいます。

Q　気療ハンドは脳幹指令によってできるんですか?

A　そうです。フリーハンドが大脳に指令するのに対して、気療ハンドは「脳幹に指令」すると考えられます。

Q　一般的な「筋肉硬直」と、脳幹指令による「筋肉硬直」に違いがあるのですか?

A　大変な違いがあります。一般的な筋肉硬直は、例えばストレスなどによる「筋肉硬直」です。これが、大脳指令による「緊張硬直」です。だからストレスが強くなりすぎると体によくないのです。

Q　では、脳幹による筋肉の自然硬直とは、なんですか?

A　気療ハンドにすると、脳幹指令による筋肉の「瞬間収縮硬直と弛緩」が筋肉細胞レベルで起こると思われます。これがマクロ化して（大きくなって）筋肉の自然硬直現象が起きるのです。

硬くなっている筋肉をやわらかくします。これが本当の「リラックス」です。これは超ミクロ（原子核・原子・分子・細胞）レベルの話なので後の章（第3章）で詳しく説明します。

5　気療ハンドと脳幹が主体の癒しの人体「地動説」

気療ハンドが、脳幹の働きを活性化すると考えられます。活性化した脳幹は「生理機能」と「物理機能」の働きを活性化します。

気療ハンドによる脳幹の活性化が「未知なる癒しの仕組み」の基礎です。これが癒しの人体「地動説」の根拠です。

気療ハンドが、癒しの人体「地動説」の世界の「入り口」になります。

Q　気療ハンドが、癒しの人体地動説の世界の入り口なんですか?

A　そうです。私たちの体は、目には見えない（微視《びし》的）超ミクロ（原子核・原子・分子・細胞）から成り立っています。

詳しいことは、のちほど第3章で順次解き明かしていきますよ。

6　人工知能（ＡＩ）とロボットには、気療ハンドの世界はない

科学技術の発達による、人工知能とロボットの開発と、その進歩には、ただただ驚くばかりです。過去の常識は吹き飛んだ感じがします。

これからは、人工知能やロボットなどが医療の分野にもますます進出してくるでしょう。病気の診断や分析・解析、医療情報（データ）の集積と分析などに大きく役立つことでしょう。

人工知能とロボットの役割も、「現在の癒しの仕組み」の中に当然入ってきます。むしろ人工知能とロボットは現代の医療体制に大きな変革をもたらすと思います。

「人工知能」は、人間によって人工的につくられた人間の脳のような「知能機能」です。しかし人工知能は、大脳が主体ですから、生命を維持する脳幹の働きはありません。

したがって、脳幹が主体の気療ハンドは大脳にはありません。大脳には、気療ハンドによる「気療生命エネルギー」や「自他治癒力」は存在しません。

これからは、脳幹が主体の気療ハンドにより、体内に眠っている健康資源、すなわち「自他治癒力」を活用するときが来ました。

では、表３「気療ハンドの伝言」をご覧ください。

この表３は、気療理論を簡単にまとめたものです。この内容は、各章で順次説明していきます。

Q　人工知能とロボットが医療分野に進出するんですか?

A　そうです。人工知能とロボットは、ありとあらゆる分野に進出していることは、もう一般常識になっています。人間の仕事や職業などが、人工知能やロボットに奪われる時代にもう入っています。

医療の分野も人工知能とロボットが活躍を始めています。

Q　そうですか。これからどうなるんですか。

A　うーん。何ともいえないけれど、でも気療ハンドの活躍は、これからです。どんなに医療技術が発達しても、体調不良・ケガ・傷などを最終的によくするのは、自分の「治癒力」です。

気療ハンドにするだけで体内に眠っている健康資源、自他治癒力を身につけることができます。だから、気療ハンドは、癒しの原点だと言っています。

ということは、人工知能とロボットはフリーハンドと同様に体外療法に使えるかもしれない。しかし、気療ハンドによる「体内療法」は、できません。

Q　なるほど。わかりました。

A　次は「大脳の働きと脳幹の働き」について説明します。

表3　気療ハンドの伝言

（太古の手のひら）

1　気療ハンドによる体内の物理・生理現象

気療ハンドにすることにより、気療電源がスイッチオンとなり、強い気療電流が体内に流れ、同時に気療神経が作動します。すなわち感覚硬直神経と感知判別神経が働き出します。そして自律神経の副交感神経が優位に働き出します。

これにより、気療生命エネルギー（自他治癒力）が、体内に発生して体外に発散されます。

体内の気療現象の原理

2　気療ハンドによる体外の物理・生理現象

私たちは、生きている電気人間（生きている通信機器）です。

気療ハンドは、気療アンテナとしての触らない通信機器です。お互いに気療ハンドを使って、体外に発散される気療生命エネルギー（自他治癒力）の「瞬間伝達交流」と「気療の引力・斥力交流」を行うことができます。

体外の気療現象の原理

補足説明（気療ハンドには２つの役割があります）

1　気療ハンド（太古の手のひら）による「体内の物理・生理現象」は、体内に気療生命エネルギー（自他治癒力）を発生させて、病気やケガの回復・改善と病気の予防に役立つと期待されます**（健康増進）**。
そして気療生命エネルギーを体外に発散させます。

2　気療ハンド（太古の手のひら）による「体外の物理・生理現象」には、気療生命エネルギーを媒介する**「瞬間伝達物質」**としての役割が原子核（素粒子）にあると考えられます（仮説）。
互いに気療ハンドを使って、原子核（素粒子）［瞬間伝達物質］を媒介にすることで、気療生命エネルギーの**「瞬間伝達交流」**が行われます。そうすることで、気療ハンドを使って**「気療の引力・斥力交流」**が行われるのです。

第2章　大脳の働きと脳幹の働き

1　大脳の働きと脳幹の働き

私たちの脳は、考える「大脳」と、生きる「脳幹」と、手足や体を動かす「小脳」の3つの脳から成り立っています。大脳はフリーハンドを使って「創意と工夫」をしながら、現在の文明社会を築いてきています。

脳幹の役割には、生命を維持しながら体調不良・ケガ・傷などを治し、病気を予防することも含まれます。大脳は、「現在の癒しの仕組み」としての体外療法により、フリーハンドを使って体調不良・ケガ・傷などを改善させます。集団検診などを行って病気の予防に尽力しています。

大脳が主体の体外療法に対して、気療ハンドを使って脳幹（太古の脳幹）を主体とする体内療法があります。体内療法は、体内の超ミクロ（原子核・原子・分子・細胞）のレベルで体調不良・ケガ・傷などを積極的に改善させます。そして積極的に病気の予防をする気療効果があります。

気療ハンドにより「現在の脳幹」の中に遺伝情報として眠っている「太古の脳幹」を呼び起こすと考えられます。それが、「未知なる癒しの仕組み」なのです。

Q　大脳と脳幹で、大きな役割の違いがあるのはなぜですか？

A　大脳は考える脳であり、脳幹は生命を守り、体調不良・ケガ・傷などを治す脳です。体調不良・ケガ・傷などを治す手伝いをするのが大脳の役割です。最後は自分の治癒力で治すのです。

Q　では、自然治癒力はどういうことになりますか？

A　「現在の癒しの仕組み」では、体調不良・ケガ・傷などに医療処置をして静かに治るのを待つのが「自然治癒力」です。ということは「自然治癒力」は脳幹の働きということになります。

Q　自然治癒力と自他治癒力の違いはなんですか？

A　自然治癒力も自他治癒力も「脳幹」の仕事です。このことについては第6章で順次説明します。

2　思考の世界と感覚の世界

私たちは、大脳（知能機能）と手足を使って、考え（創意工夫）ながら、日々の生活を送っています。つまり「思考の世界」で生活をしています。体調不良・ケガ・傷などを治す「現在の癒しの仕組み」である現代医療も、「思考の世界」です。

一方、脳幹が主体の気療ハンドによる「未知なる癒しの仕組み」は、「感覚の世界」です。この感覚の世界は、大脳の「抑制機能」によって「気療神経（感覚硬直神経と感知判別神経）」の働きが封印されていると考えられます。

私たちの体は、肉眼では見えないエネルギーやさまざまな波動・振動などの低周波にさらされています。これらの低周波から守ってくれるのが、大脳の「抑制機能」の働きです。

よって、体に何も感じないから安心して生活ができるのです。何も体に感じないから、逆に気療現象を信じてもらえないのかもしれません。

ところが、私たちの手のひらと足うらには、毛細神経が集中しています。ですから意識をすれば、わずかに感ずることが、「誰にでも」できるようになります。さらに気療ハンドにすると、気療にとって最も重要な利点があります。

気療ハンドにすると、大脳の「抑制機能」が少し緩和されて、脳幹（太古の脳幹）が主体となり、強い気療電流と気療神経（感覚硬直神経と感知判別神経）が、働き出すと考えられます。この感知判別神経の働きが、目には見えないエネルギーや波動・振動などの低周波を気療ハンドに感じさせてくれるのでしょう。

そして感覚硬直神経の働きにより、気療ハンドの手応《てごたえ》感覚（手応えとして感じる感覚をこう呼びます）を、より感ずるようになります。感知判別神経の働きと、感覚硬直神経の働きは、表裏一体の働きです。

なお、気療ハンドの手応感覚は、現代医学でいう感覚神経系（視覚・聴覚・嗅覚・味覚・触覚など）の働きとは、まったく違います。現代医学のいう神経系の範囲以外ではあるものの、感覚神経の働きの範囲内であることは間違いありません。したがって気療の立場から、気療神経の働きに基づく「感覚の世界」と呼びます。

この「感覚の世界」では、気療ハンドにすることにより、「脳幹（の働き）まかせ」にすれば、体内の超ミクロ（細胞）の生理機能（神経の働き）と超ミクロ（原子核・原子・分子）の物理機能（電磁気力）の働きが、超活性化します。

Ｑ　気療神経の働きに基づく「感覚の世界」とは、どういうことですか？
Ａ　一般的には、現代医学の神経系がすべてだと思う人がほとんどでしょう。「気療神経」と命名したのは、気療ハンドによる気療現象を「神経の働き」としてとらえているからです。
Ｑ　気療神経は医学用語ではないのですか？
Ａ　そうですね。私たちは、考えること、生きること、動くこと、感ずることなどたくさんの行動をします。これらは全部の神経と電気の働きです。だから私の著書『気療で健康増進』の中で、「神経の働き」に着目して気療用語として初めて「気療神経」と命名したのです。私がその存在を唱えている仮説です。
Ｑ　感覚の世界と呼ぶのはなぜですか？
Ａ　全身では、いろいろな波動・振動を感ずることができないけれど。手のひらと足のうらは気療エクササイズをすれば、やがて手応感覚として感ずるようになります。そして大脳の「抑制機能」が緩和され、脳幹（太古の脳幹）が主体になります。
Ｑ　なるほど。気療ハンドの最も重要な利点とはなんですか？
Ａ　そのことについては後の章で順次説明していきます。

３　気療ハンドで「太古の脳幹」を呼び起こせ！

気療ハンドは５本の指をそろえて「くの字」にします。「くの字」にした状態で、人さし指に親指を

「押しつける」。この「押しつけた状態」が気療ハンドです。

この気療ハンドが「太古の脳幹」を呼び起こします。「太古の脳幹」は「現在の脳幹」の中に太古からの遺伝情報として眠っています。この「太古の脳幹」は、太古の時代からの厳しい環境を生き抜いてきたたくましい「脳幹」です。

では、表４「太古の脳幹と気療神経の関係イメージ図」をご覧ください。

Ｑ　気療ハンドにすると、気療神経が作動するということですか？

Ａ　そうです。信じられないと思いますが。気療神経が働き（作動）出すと、「現在の脳幹」の中に眠っている「太古の脳幹」を呼び起こすと考えられます。呼び起こされた「太古の脳幹」と気療神経が、同時に「感覚硬直神経と感知判別神経」として、働き出します。

Ｑ　感覚硬直神経と、感知判別神経の働きとは、どういうことですか？

Ａ　感覚硬直神経の働きは、全身の筋肉細胞（骨格筋・内臓筋など）の「瞬間収縮硬直と弛緩」を起こし、血流を促進したり、感覚硬直現象などのさまざまな気療現象（癒しの体現作用）を起こします。例えば、体調不良・ケガ・傷などがよくなります。これにともなうさまざまな気療現象があります。

感知判別神経の働きは、気療ハンドで、目には見えない生体エネルギー（自然生命エネルギー・気療生命エネルギー）やその他の波動（振動）の変化を感知・判別できます。

Ｑ　感覚硬直神経と感知判別神経の関係はどうなっていますか？

Ａ　気療ハンドは、「感覚硬直力」が強くなればなるほど、「感知判別力」が強くなります。ですから、

表4　太古の脳幹と気療神経の関係イメージ図

（気療の神経系）

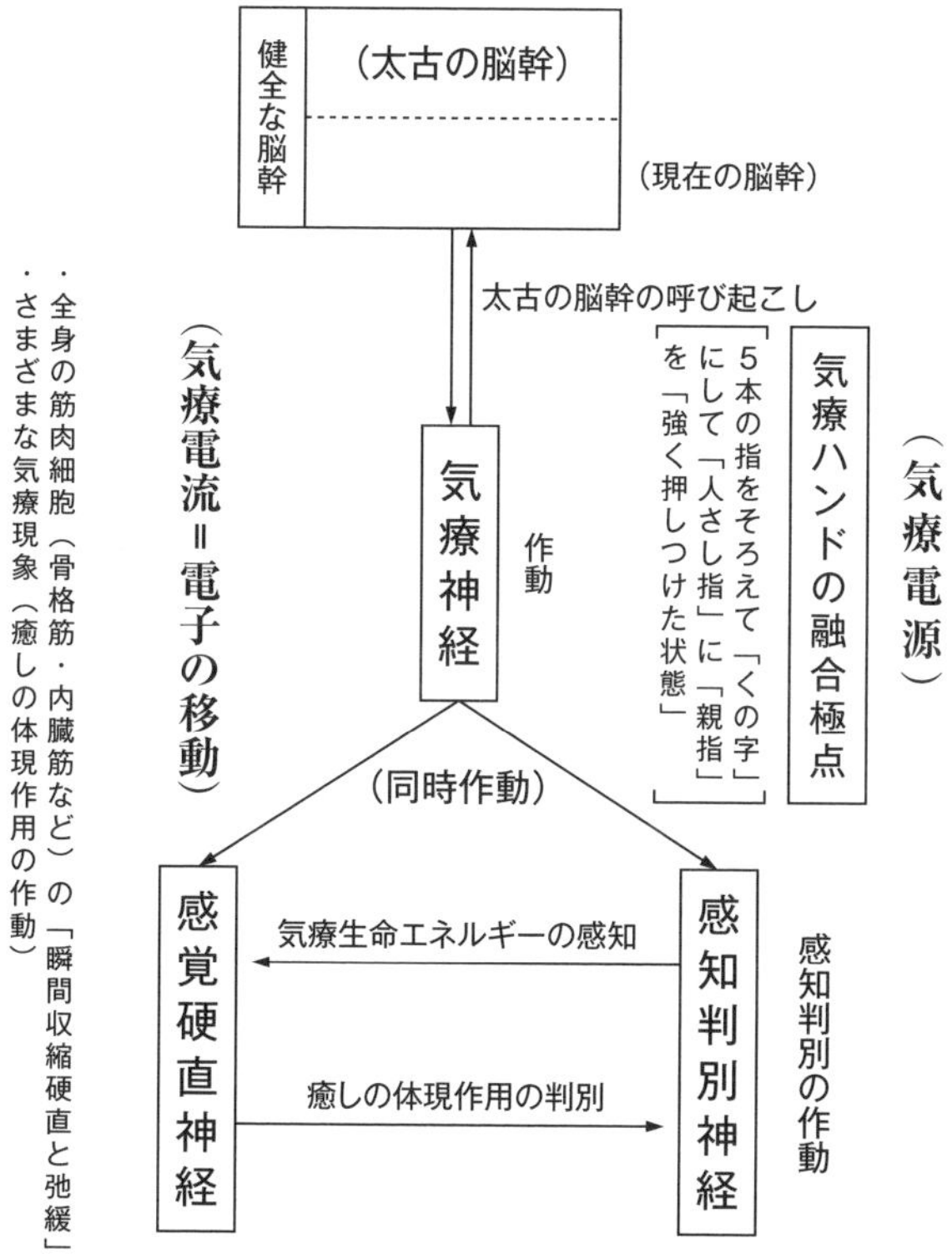

「感覚硬直力」と「感知判別力」は表裏一体の関係にあります。フリーハンドだと「感覚硬直力」がないため、感ずるだけになります。

Q　なるほど。よくわかりました。

4　「太古の脳幹」が、ミトコンドリアの「増殖と活発化」を促進

私たちの体は、超ミクロの60兆個の細胞からできているといわれています。1個の細胞膜に囲まれている細胞内の小構造を細胞小器官といいます。

ミトコンドリアは細胞の小器官の一つです。ミトコンドリアは、1個の細胞の中に少数または多数分散して存在します。そして独自のＤＮＡをもち、自己増殖します。

ミトコンドリアは、呼吸に関連する一連の酵素を含み、細胞のエネルギーの生産の場でもあります。すなわち、私たちが生きていくための、生体エネルギー生産の場所です。

一つ一つの細胞が寄り集まって集合・集積して、骨や筋肉、体液などになります。筋肉はミクロの「筋肉細胞」が段階的に集合・集積して、それぞれのマクロ化した骨格筋や内臓筋などになります。

一般的にいわれている筋肉は、骨格を支える骨格筋のことを意味していますが、内臓筋も筋肉です。骨格筋も内臓筋も「収縮と弛緩」を繰り返して血流を起こします。血流は体外呼吸により吸い込んだ空気の酸素を全身の筋肉細胞（骨格筋・内臓筋など）に送り届けます。

ミトコンドリアは、この酸素を取り込みます。酸素は、食べた炭水化物が消化酵素により変化したブ

ドウ糖と反応して二酸化炭素に変わります。この反応の際にエネルギーが発生します。筋肉は、このエネルギーによって「収縮」します。これが内呼吸（気療呼吸）です。

内呼吸は、細胞呼吸であり、ガス交換でもあります。この「収縮」により「弛緩」が生まれます。超ミクロの「筋肉細胞」がマクロ化して、全身の筋肉（骨格筋・内臓筋など）の「収縮と弛緩」が起き、血流を起こします。

この血流が血液循環となります。この血液循環が私たちの生命を維持し、体調不良・ケガ・傷などを癒してくれます。それに病気の予防になります。

そして「現在の脳幹」から指令を受ける自律神経（交感神経・副交感神経）の働きにより、筋肉の「収縮と弛緩」が行われます。例えば、大脳が出血を起こして、意識不明、または植物人間になったとしても、脳幹指令による自律神経の働きにより、筋肉（細胞）の「収縮と弛緩」が、血流を起こして生命は維持されます。そうやって生きていくことができるのです。

５　「太古の脳幹」まかせの長所――「脳幹革命」

次の表５「気療ハンドによる『太古の脳幹』まかせの長所」をご覧ください。

この表５は、気療に目覚めて33年間にわたり、気療ハンドによる気療エクササイズや気療ヒーリングにより起きたさまざまな気療現象を列挙したものです。

Q　「太古の脳幹」にまかせると、こんなにも長所があるんですか？

A　そうです。この表の長所は、気療ヒーリングの主《おも》な項目です。

Q　気療エクササイズと気療ヒーリングの違いはなんですか？

A　気療エクササイズは、気療ハンドを使って、「気療生命エネルギー」と「自他治癒力」を高め合い、癒し合うことです。気療ヒーリングは、気療者が被気療者の体調不良やケガをよくすることです。気療エクササイズも気療ヒーリングも気療効果があります。

Q　でも、こんなにも長所があるんですね。

A　そうです。では、この表を文章的にまとめてみましょう。

気療ハンドの「手振りと静止」で「感ずるがまま・あるがまま」で行うことで、体調不良・ケガ・傷などがよくなることが多いです。それは脳幹の働きです。大脳の思考による「創意・工夫」も、技術的（テクニック）方法も必要ありません。

次に気療には、一般的にいわれている「邪気や偏差」などはありません。邪気とは、なんらかの悪いエネルギーのことです。偏差とは、やりすぎることによるアンバランスな状態です。

また、人の病気がうつるとかもらうとかの現象は、ほとんどありません。そして好転反応やスランプもありません。好転反応とは施術後、よくなるまでの過程で一時的に悪い症状が出ることです。気療ではこうしたことも起こりません。

気療ヒーリングしても疲れないし、自分が体調不良でも病気やケガ・傷などがよくなります。特に、気療ヒーリングでよくなった場合、再発することはほとんどありません。それに気療する人には負担が

表5　気療ハンドによる「太古の脳幹」まかせの長所

①感ずるがまま・あるがまま
②気療ヒーリングに創意と工夫は不要
③気療には、邪気と偏差などがない
④気療には、好転反応はない
⑤気療には、スランプがない
⑥気療ヒーリングに疲れがない
⑦体調不良でも病気・ケガ・傷などがよくなる
⑧気療ヒーリングでよくなると、再発が少ない
⑨気療ヒーリングする人に、負担がかからない
⑩気療は、信じても信じなくても、気療効果がある
⑪気療には、体調不良などに気療効果がある
⑫生涯、気療ヒーリングができる
⑬気療生命エネルギーを体得すると、低下しない
⑭「太古の脳幹」は、自他治癒力を高める
⑮気療ヒーリングは、夢の療法

かかりません。

気療を信じても信じなくても、すべての病気にそれなりに気療効果があります。さらに、気療ヒーリングは生涯死ぬまでできます。

また気療生命エネルギー（気の力）を体得しますと、低下したりなくなったりしません。それに、「太古の脳幹」は、自他治癒力を高めると同時に源泉でもあります。この自他治癒力こそが私たちの体内に眠っている「健康資源」です。この自他治癒力の存在をほとんどの人が知らないでいるのです。

最後になりますが、気療ヒーリングは、自分を癒し、他者を癒す「夢の療法」です。

Q　気療ハンドによる「太古の脳幹まかせ」は、素晴らしいですね。ということは「脳幹革命」といってもいいですね。

A　そうですね。「脳幹革命」といってもいいかもね。次の章から、この意味が理解できるようになります。次へ行きましょう。

第３章　「宇宙の仕組み」と「人体の仕組み」

1　宇宙の仕組み

私たちが住んでいる宇宙は、138億年前のビッグバンから始まって現在の宇宙になっているといわれています。現在の宇宙は、素粒子から成り立っています。素粒子には「物質をつくる素粒子」と、「力を伝える素粒子」があります。

次の表6「17種類の素粒子から物質までの階層構造」をご覧ください。

Q　現在の宇宙は、どのようになっているのですか?

A　宇宙の成分としては、銀河や星、地球などの原子宇宙は5%未満にすぎず、残りは、ダークエネルギーやダークマターがほとんどを占めています。

Q　満天の星空を見て「広大な宇宙」を想像するのですが、驚きですね。この宇宙にある銀河や星、太陽、地球、生物などが、素粒子からできているのですか?

A　その通りです。この地球に暮らす私たち生物も含めて素粒子からできている「物質」です。表にある通り、17種類の素粒子があり、素粒子には二つの役割があります。

Q　なるほど。その役割が、「物質をつくる素粒子」と「力を伝える素粒子」なんですね。

A　そうです。「物質をつくる素粒子」には、質量が重い6種類のクォークと質量の軽い6種類のレプトンがあります。「力を伝える素粒子」4つの力、ボソン（強い力・電磁気力・弱い力・重力）があり

表6　17種類の素粒子から物質までの階層構造

物質をつくる素粒子　　（　）内は発見の年

クォーク スピン$\frac{1}{2}$（質量・重い）	アップクォーク（1969）	ダウンクォーク（1969）
	チャームクォーク（1974）	ストレンジクォーク（1969）
	トップクォーク（1995）	ボトムクォーク（1977）
レプトン スピン$\frac{1}{2}$（質量・軽い）	電子（1897）	電子ニュートリノ（1956）
	ミューオン（1937）	ミューニュートリノ（1962）
	タウ（1975）	タウニュートリノ（2000）

力を伝える素粒子　　（　）内は発見の年

ボソン	強い力	グルーオン（1979）	クォーク同士をくっつけて、原子の中心を固める
	電磁気力	光子（フォトン）	反発力と寄せ合う力を生み出す（電気や磁気の力を伝える）（斥力）（引力）
	弱い力	ウィークボソン W粒子（1983） Z粒子（1983）	ニュートリノの働きに関与する
	重力	重力子（グラビトン）（未発見）	重力の力を伝える

ボソン	／	ヒッグス粒子（2012）	質量をつくっている

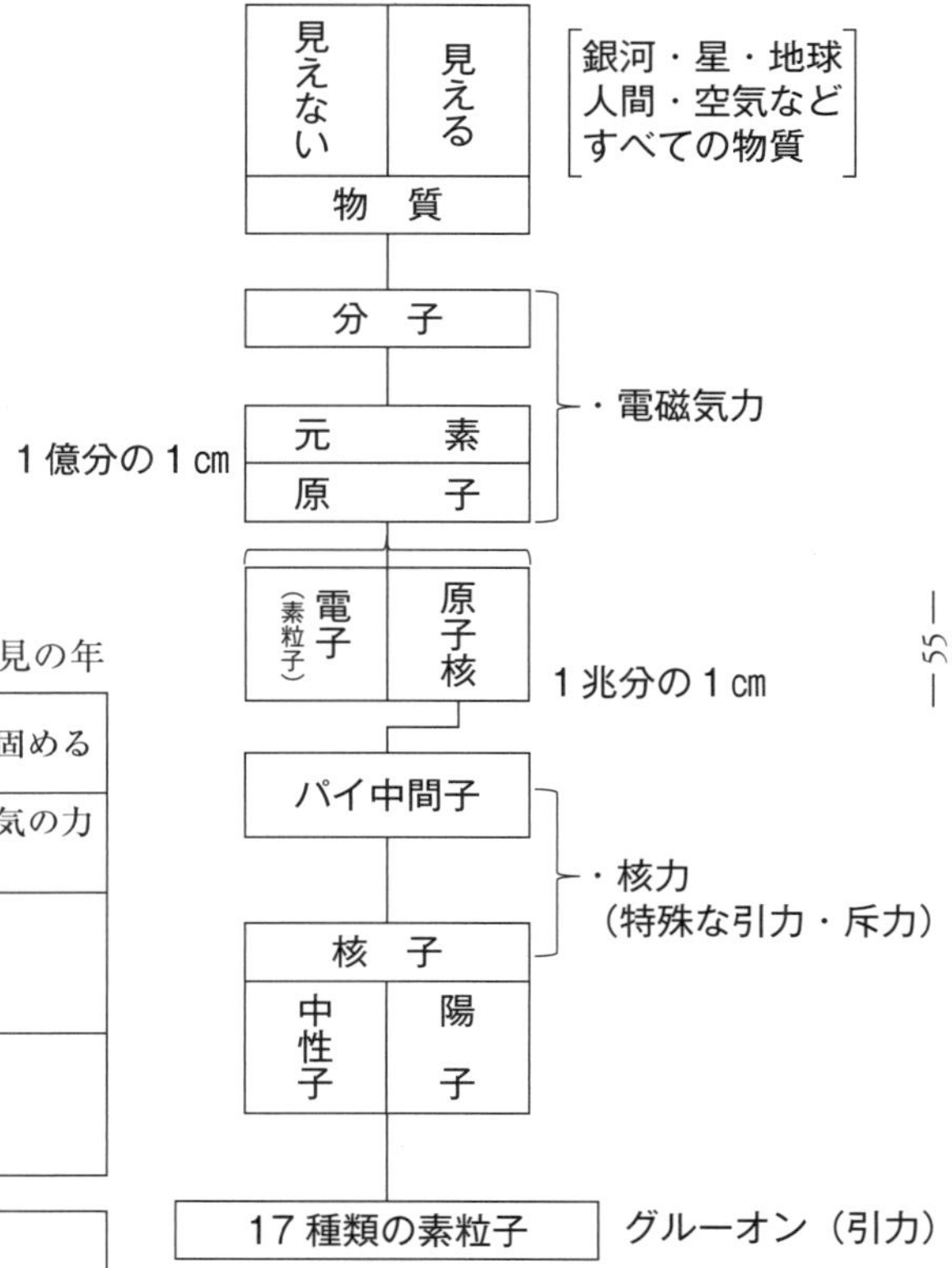

ます。それと質量をつくるヒッグス粒子があります。

Q　これだけで銀河や星、太陽、地球、私たちができているんですか？

A　その通りです。この表の右にある素粒子から物質ができる過程を見てみましょう。まずは「グルーオン」がクォークをくっつけて「陽子」と「中性子」をつくり、「パイ中間子」が陽子同士を固めて、中性子を取り込み、「原子核」をつくります。

　この「パイ中間子」は、理論物理学者の湯川秀樹博士が１９３５年にその存在を予言し、１９４７年に実験物理学者セシル・フランク・パウエルによって発見されました。２人は１９４９年にノーベル物理学賞を授与されました。これを端緒《たんしょ》（始まり）として、素粒子物理学が発展して今日に至っています。ちなみに、陽子と中性子は、１９５０年代までは素粒子でした。

Q　素晴らしい発見ですね。このパイ中間子の役割はなんですか？

A　「１兆分の１㎝」の超ミクロの原子核間では、核子（陽子・中性子）同士が遠く離れると「引力」が生まれ、近づくと「斥力《せきりょく》」が生まれる。斥力とは、互いの距離を遠ざけるように働く力のことです。「引力と斥力」のバランスをとっているのがパイ中間子の「核力」です。

　星や人間の形があるのは、原子核の安定した「引力と斥力」のおかげです。特に斥力がなければ、形はないのです。

　この１兆分の１㎝の「原子核」をつくる超ミクロの「特殊な引力・斥力」「核力」のエネルギーを、気療理論の中で応用し、活用していきたいと思っています。

Q　なるほどわかりました。次に原子・分子はどうですか？

図2　ウロボロスのヘビ（素粒子と宇宙の関係）

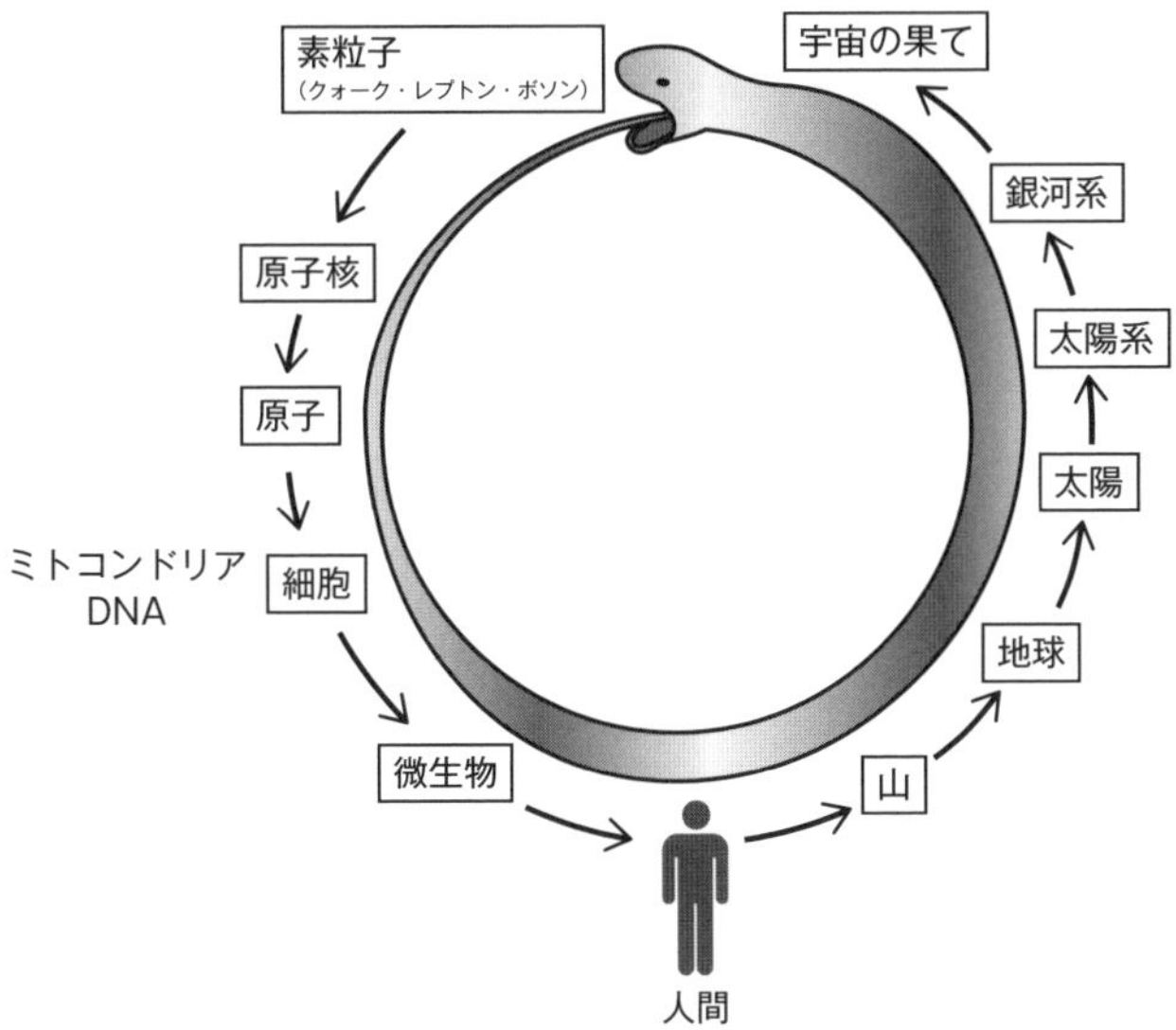

※素粒子から始まって大きく変身していく（上図は村山斉著『宇宙になぜ我々が存在するのか』講談社の図を改変したものです）

A　原子は、「原子核」と「電子」とがくっついて、いろいろな元素になります。分子は、原子が集まってできます。この原子と分子がもととなって目に見える銀河・星・地球などの物質をつくり、目には見えない空気などの物質をつくります。すべての物質は、電磁気力の働きでできています。

Q　人間は、どうですか？

A　電磁気力でできています。つまり、私たち人間は「電気人間」なのです。

次に図２「ウロボロスのヘビ」を紹介します。

この図２は、広大な宇宙というマクロの「ヘビの頭」が、超ミクロ（極小）の素粒子という自分の「しっぽ」を飲み込んでいる構造を意味しています。つまり、宇宙は超ミクロの素粒子がだんだんと大きく変身していく様子を表しているのです。

人間も星屑《ほしくず》と同じで、電磁気力でできています。簡単にいえば、素粒子から宇宙の果てまでの「超ミクロ」から「大マクロ化」した現象と言えるでしょう。

Q　すべての物質は「超ミクロのマクロ化」したものですね。私たちの体は、電磁気力で生きている電気人間といえますね。

A　その通りです。

2　人体の仕組み

①気療から見た人体構造

私たちの体は電気（電磁気）の働きと、神経の働きで、生活しています。
表7「気療から見た人体構造」をご覧ください。

Q　「気療から見た人体構造」とは、どういう意味ですか？

A　骨組みを支える骨格筋・臓器などの内臓筋、血液・リンパ液など体液は、周知のことなので説明は省略します。気療から見ると「電気の働き」と「神経の働き」が着目されます。

表7　気療から見た人体構造

人体の構造			
人体の区分	人体の構造（仕組み）		
骨格	骨組	体躯の支持	内臓の保護 運動の営み
筋肉	骨格筋	骨格に付着	随意筋
	内臓筋	内臓諸器官	不随意筋
	その他		
水分	体液（組織液）	血液	血球 赤血球
			血球 白血球 顆粒球
			血球 白血球 リンパ球
			血小板
		ホルモン	各種のホルモン
		その他の水分	髄液他
神経	中枢神経	脳髄	大脳
			小脳
			現在の脳幹（太古の脳幹）
		脊髄	神経の交差点
	主な末梢神経	脳神経	迷走神経他
		脊髄神経 自律神経	交感神経
			副交感神経
		脊髄神経 感覚神経	五感覚神経
		脊髄神経 運動神経	運動機能
電磁気力	生体電流	**（気療）気療神経**	**感覚硬直神経**
			感知判別神経
		（気療）生命電流	**気療電流**

Q　「電気の働き」と「神経の働き」に着目することに意味があるのですか？

A　もちろんあります。表の左を見てください。物理機能としての生体電流（生物電気）には、「生命電流」と「気療電流」があります。

生理機能としては、気療神経（感覚硬直神経と感知判別神経）があります。気療理論を展開していくのには、生体電流の働きと、気療神経の働きの二つの働きが不可欠です。

Q　簡単にいいますと、気療電流と気療神経の働きが重要だということですか？

A　そうです。気療電流と気療神経は、同時に作動して共同作業するコラボレーションです。その結果、癒しの効果（気療効果）が生じます。つまり「電気と神経」のセットの働きで、生きています。

第5章でこのことを詳しく説明しましょう。

②人体の階層構造「生理機能・物理機能」

気療ハンドを使って気療エクササイズや気療ヒーリング（対面・遠隔気療ヒーリング）をすることによって起こるさまざまな気療現象（体内の気療現象と体外の気療現象）を理解し、説明することが必要であると考えます。

それには、気療から見て私たちの体（人体）を3つの機能、すなわち知能機能、生理機能、物理機能に大別します。そしてマクロの人体から超ミクロへと細分化します。つまり、人体から素粒子までを細分化するのです。

表８　人体の階層構造（生理機能・物理機能）

（人体から素粒子まで）

<table>
<tr><th colspan="2"></th><th>人体の階層</th><th colspan="5">階　層　内　容</th></tr>
<tr><td rowspan="10">人体の階層構造</td><td rowspan="5">生理機能</td><td>人　体</td><td colspan="3">全体（個体）――知能機能（大脳）を含む</td><td rowspan="5">生理の（化学反応）</td><td rowspan="10">人体の創発現象</td></tr>
<tr><td>器官系</td><td colspan="3">循環器系、消化器系、神経系、呼吸器系、免疫系、内分泌系、泌尿器系など
骨格筋（上肢・下肢・腰・背中など）
「手のひら」→「気療ハンド」</td></tr>
<tr><td>各器官</td><td colspan="3">心臓、血液、胃、腸、肝臓、膵臓、脳、脊髄、神経、肺、気管、リンパ節、視床下部、下垂体、腎臓、膀胱、子宮・目・耳・鼻・舌・皮膚・骨格筋など</td></tr>
<tr><td>結合組織</td><td colspan="3">骨組織、軟骨組織、密接結合組織、疎性結合組織、脂肪組織、血液など</td></tr>
<tr><td>細　胞</td><td colspan="3">60兆個の細胞で構成（１つ１つの細胞にミトコンドリア・DNAが格納）
幹細胞、造血幹細胞、血球、神経幹細胞、神経細胞、ナチュラルキラー細胞など</td></tr>
<tr><td rowspan="5">物理機能</td><td>分　子</td><td>（生命物質）
タンパク質、アミノ酸、糖、ホルモン、コレステロール、ビタミンなど。</td><td rowspan="5">核反応（原子核と電子の衝突）</td><td rowspan="5">核力（引力と斥力）</td><td rowspan="5">物理の（化学反応）―電子の移動・増減</td></tr>
<tr><td>原　子
1億分の1㎝</td><td>（生命元素）
酸素、炭素、水素、窒素、カルシウム、リン、鉄、亜鉛、鉛、銅など</td></tr>
<tr><td>原子核
1兆分の1㎝</td><td>電子とともに原子をつくる
生体内での原子核のエネルギー（核力と核反応）</td></tr>
<tr><td>核　子</td><td>核力の働きにより陽子と中性子で原子核をつくる</td></tr>
<tr><td>素粒子</td><td>グルーオンにより素粒子同士がくっついて、核子（陽子と中性子）がつくられ、すべての物質のもとになる</td></tr>
</table>

※電子の移動・増減が原子の組み替えを起こす。
- 生理・物理の化学反応
- 人体の創発現象

※核力（引力と斥力）の働きで、陽子と中性子を結合して原子核をつくる。
※核反応（原子核反応）は、電子と原子核などの衝突により、体内での強い気療生命エネルギー（原子核のエネルギー）の発生・発散源となる（仮説）。

前ページの表8「人体の階層構造（生理機能・物理機能）」をご覧ください。

Q　3つの機能（知能・生理・物理）の働きについては、序章で説明を聞きました。人体を素粒子まで細分化するのは、なぜですか？

A　私たちが一般的に知っているのは大脳（知能機能）を含めた生理機能です。つまり私たちの体が、細胞からできていることまでは知っています。

簡単に人体を細分化してみましょう。系統的に分けて循環器系などの各器官、さらに心臓・胃などの各臓器、それに各器官系と各器官を結合して人体をつくる結合組織などによって、私たちの体はできています。そして、器官系、各器官、結合組織は、60兆個の細胞からできています。

Q　なるほどわかりました。では細胞までの生理機能だけでは、さまざまな気療現象は説明できないのですか？

A　ほとんど不可能でしょう。第4章で説明しますが、各細胞の中に格納されているミトコンドリアは、私たちが生きていくために不可欠です。生命エネルギーがつくられるのはミトコンドリアの働きです。

ましてや、筋肉（の細胞）の「収縮と弛緩」のエネルギー源です。血液循環は、筋肉の「収縮と弛緩」により行われます。

Q　なるほど。ミトコンドリアの働きは、それほど大事なのですか？

A　もちろん。でもミトコンドリアは、気療ハンドで「増殖と活発化」させることはできます。ミトコンドリアの細胞エネルギーを自然生命エネルギーから気療生命エネルギーに高めることができるのです。でもこれだけでは、さまざまな気療現象を説明することができません。

Ｑ　それで超ミクロの物理機能の働きが必要となるわけですね。

Ａ　その通りです。私たちの体は、星や太陽などと同じ物質からできています。ただ分子レベルで生命物質が加わって生物となるのです。

Ｑ　なるほど、わかりました。だから物理機能として、分子、原子、原子核、核子（陽子と中性子）、そして素粒子まで細分化するわけですね。

Ａ　そうです。超ミクロの物理機能の働きがなければ、私たちの体は生きていけません。この超ミクロの物理機能の働きを活用するためには、「気療ハンド」が必要となるわけです。

Ｑ　よくわかりました。

Ａ　次の章は、自他治癒力のもととなる「気療生命エネルギーの発生・発散源」について、説明します。

第4章 気療生命エネルギーの「発生・発散源」の仕組み

1　気療生命エネルギーの「発生・発散源」の仕組み

気療ハンドを使って体調不良・ケガ・傷などを癒す「自他治癒力」のもととなる「癒しの三調整の原理」と「癒しの心身調整」には、エネルギーが必要です。このエネルギーを癒しの「気療生命エネルギー」と呼びます。

気療生命エネルギーを二つに分けましょう。一つめは「生理機能」として、「生理的エネルギー」があります。生理的エネルギーには、「生理の化学反応エネルギー」と「細胞（ミトコンドリア）エネルギー」があります。

二つめは「物理的エネルギー」です。「物理的エネルギー」には、「物理の化学反応エネルギー」と、原子核「核力・核反応」のエネルギーがあります。

では、次の表9「気療生命エネルギーの発生・発散源の仕組み」をご覧ください。

Q　気療生命エネルギーの発生・発散源とは、どういう意味ですか？

A　気療ハンドにすると、私たちが生きていくための自然生命エネルギーが、強い癒しの「気療生命エネルギー」へと変化して、体内に発生し、同時に体外に発散します。そのことをいいます（なお、「気療心得」では「気療は自然エネルギーと一体であること」とうたっています）。

Q　そうですか。それで気療生命エネルギーには種類があるのですか？

表9　気療生命エネルギーの発生・発散源の仕組み

気 療 ハ ン ド

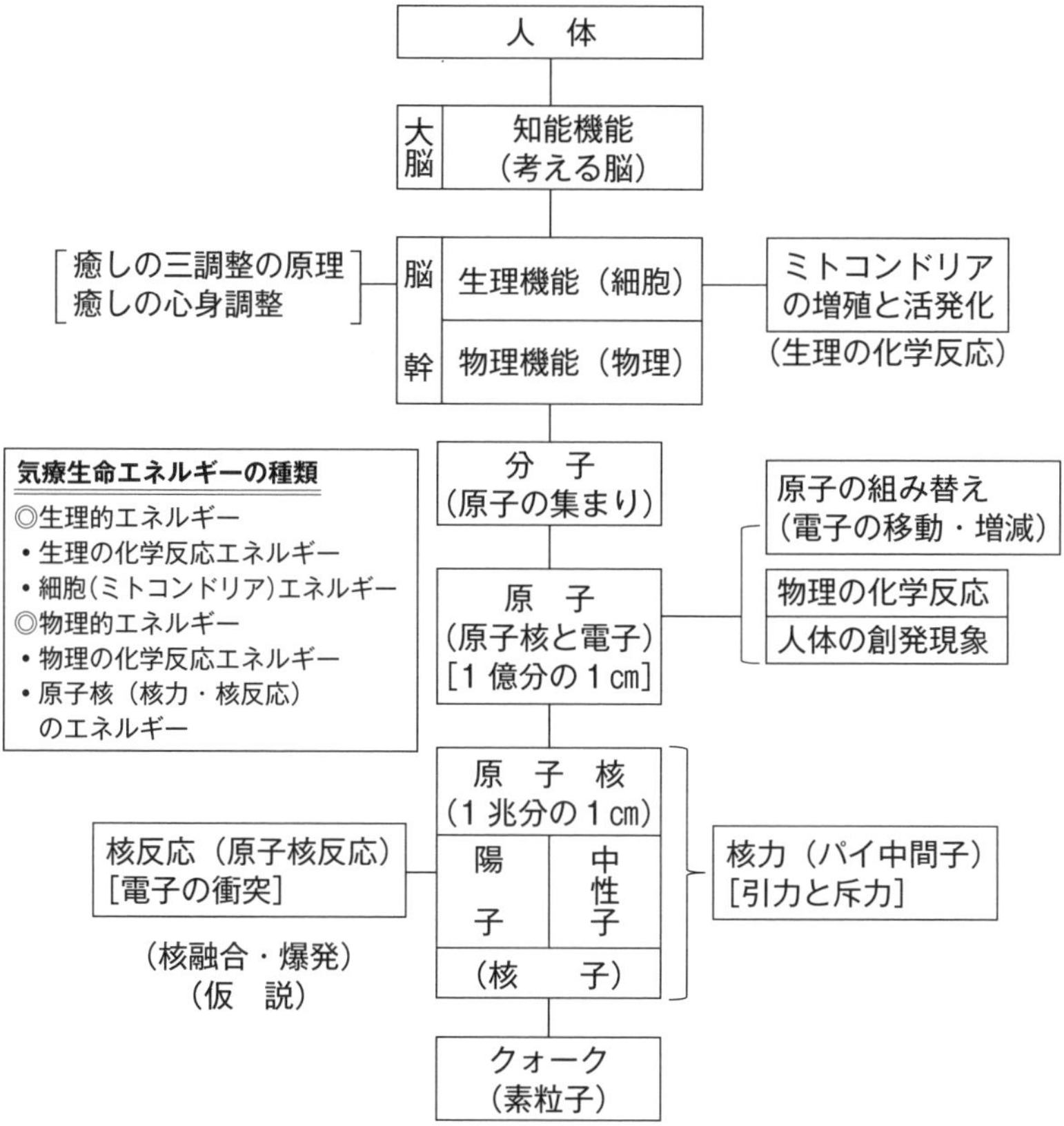

※私たちの体重は、陽子半分と中性子半分、および電子からなる。
　したがって、私たちの体は原子核からなり、「原子核空間」の中で生きている。
　他の動植物も同様である。

※核力
　極めて接近した核子（陽子と中性子）相互間に働く強い力（引力と斥力）。
　核子は、核力の働きで結合して原子核をつくる。

※核反応（原子核反応）
　原子核が、中性子あるいは他の原子核や電子・光子などと衝突して行う反応。
　その際、化学反応の 100 万倍程度のエネルギーを放出する。

★気療ハンドにすることにより、体内に「原子核反応」が起きる。
その際、強い気療生命エネルギーが体内に発生・発散する（仮説）。

A　気療人生の前半は、生理的エネルギーがすべてだと思っていましたが、後半からは、素粒子物理学の超ミクロの物理的エネルギーがあるとわかりました。その前にミトコンドリアについて説明しましょう。

Q　ミトコンドリアの「増殖と活発化」とは、なんですか?

A　私たちの体が、生理の化学反応エネルギーで生きていることは知っていると思いますが、一つ一つの細胞の中のミトコンドリアの働きが自然生命エネルギーを生産しています。そして筋肉（細胞）の収縮源となるブドウ糖と酸素を融合させるのがミトコンドリアの働きです。

Q　ところで、核反応「原子核と電子の衝突」、核力「引力と斥力」、人体の化学反応「電子の移動・増減」の原子の組み替え、人体の創発現象などは、どういう意味ですか?

A　このことについては、次の項で詳しく説明します。表8の「人体の階層構造」の意図することは、私たちの体は、物理機能の働きを基礎にしていることを一般の人たちに知っていただきたいということです。つまり私たちの体は、「電気の働き」と「神経の働き」で生きているんだと知っていただきたい。このことが気療現象の解明につながります。

Q　よくわかりました。

A　次の項では、自他治癒力のもととなる「気療エネルギーの発生・発散源」について、説明します。

Q　筋肉（細胞）の収縮源とは、筋肉の「収縮と弛緩」ですね。筋肉の「収縮と弛緩」が血流を起こすわけですね。だから私たちは生きていけるのですね。

A　その通りです。気療ハンドにすると、ミトコンドリアが増殖して活発化します。詳しいことは、の

気　療　心　得

一、　気療の精神は自然体であること

一、　気療は自然エネルギーと一体であること

一、　気療は、神、宗教、霊等とは異にすること

一、　気療は念力、集中力、瞑想、イメージ、想念、呼吸法、体操は不要であること

一、　気療は、癒しの自然現象であること

一、　気療は他者との比較をしないこと

一、　気療は他者の存在を前提とすること

ちほど第7章で説明します。

Q　では、物理的エネルギーとは、どういうエネルギーですか？

A　物理的エネルギーについては、私たちの体は、神経の働きだけではなく、電気の働きでできていることを知ってから、気がついたのです。私もそれまでは、神経の働きが気療生命エネルギーの根源だと思っていました。いまにして思えば恥ずかしい限りです。

　そして、素粒子物理学を調べて、銀河や星、太陽、地球などと同じように、私たち動植物も「原子と分子」でできていることを知ったのです。原子と分子は、電磁気力の働きでできていることを知ることにより、私たちは電気人間でもあるんだと知ったのです。

Q　そうですか。私も知りませんでした。

A　物理的エネルギーは、目には見えない超、超、超ミクロのレベル（世界）です。原子の大きさは1億分の1㎝で、原子の中にある「原子核」は1兆分の1㎝のレベルです。一般の人から見れば、まるで縁のない世界です。

Q　私たちの体は、分子、原子、原子核からできている、ということですか？

A　そうです。ところが気療ハンドにすると、「原子核と原子核のエネルギー」を活用することができると考えられます。

「原子核と原子核のエネルギー」が、気療生命エネルギーの源泉です。つまり、物理機能の「物理的エネルギー」と生理機能の「生理的エネルギー」の共同作業で生まれるのが、癒しの「気療生命エネルギー」です。

Q　そうなのですか。この気療生命エネルギーによって「癒しの三調整の原理」と「癒しの心身調整」が行われて、「自他治癒力」となるわけですね。この自他治癒力が体調不良・ケガ・傷などを積極的に癒し、病気を予防するのですね。

A　その通りです。よく理解できましたね。

Q　次に、原子（1億分の1㎝）の物理の「化学反応エネルギー」とはなんですか？

A　気療ハンドにすると、自然の生命電流から強い気療電流が、体内に流れます。それと同時に電子の移動・増減が起き、「原子の組み替え」が起きます。これが物理の「化学反応エネルギー」です。この化学反応エネルギーが体内に発生して、体外に発散されます。

Q　なるほど。これが体調不良・ケガ・傷などを癒すエネルギーのもとになるわけですね。それでは、「原子核のエネルギー」はどういうエネルギーですか？

A　「原子核」は、原子の中にあって大きさは1兆分の1㎝のレベル（世界）です。これから説明する「原子核のエネルギー」については「仮説」として聞いてほしい。なぜなら物理学上確定している原子核の「理論と実験結果」を、気療ハンドによって起こるさまざまな気療現象に適用・応用して説明したいからです。

　素粒子物理学の世界では、私たちの体重は、陽子と中性子は半分ずつで、それに電子を加えたものだといわれています。したがって、気療ハンドによって起こる気療現象の究極のエネルギーは「原子核」にあると考えられます。つまり、気療生命エネルギーの究極は原子核にあり、またその源泉（根源）であると考えられます（あくまで仮説です）。

Q　すごいですね。気療生命エネルギーの源泉が原子核にあるなんて誰も信じられませんよ。うーん。

A　表現を変えれば、素粒子から人体までの階層構造に従って、１兆分の１㎝の「原子核のエネルギー」が、集合・集積して人体（全身）へと「マクロ化」したエネルギーだと考えられます。つまり超・超・超ミクロのエネルギーが「マクロ化」したエネルギーと考えられるのです。このエネルギーが、気療ハンドにより「マクロ化」した気療エネルギーと考えます（仮説です）。

Q　なるほど。そう言われれば、理解できますね。ところで核力と核反応（原子核反応）は、どういう働きがあるのですか？

A　原子核には素粒子物理学上、核力と核反応（原子核反応）の二つの役割があります。それぞれ役割はまったく違います。

Q　では、核力について、説明してください。

A　核力は、原子核内で極めて近接した核子（陽子と中性子）相互間に働く強い力です。核力の働きが、陽子と中性子を結合し原子核をつくります。核力は粒子の一つである「パイ（π）中間子」の働きによるものです。

　パイ中間子の存在は、日本人である湯川秀樹博士が、１９３５年の論文の中で予言しました。そして１９４７年に実験物理学者によってパイ中間子が発見されました。よって１９４９年に実験物理学者と共に「ノーベル物理学賞」を受賞されました。このパイ（π）中間子の存在の予言と発見が、今日の素粒子物理学の端緒となったといわれています。

Q　湯川秀樹博士が、日本人初のノーベル賞を受賞したことは、知っていました。しかも素粒子物理学の発展につながったわけですね。それで気療と関係があるのですか？

Ａ　前にも説明したように、おおありです。核力であるパイ中間子の働きは、正の電気で反発し合っているいくつもの陽子をまとめ、中性子を取り込んで結合させる力があります。それで私たちの体のもとになる原子核ができているのです。

Ｑ　それだけですか？　別な働きがあるのでは？

Ａ　その通り、あります。実は、核子（陽子と中性子）相互間に働く強い力というのは、原子核内で核子同士が離れれば「引力」が発生し、核子同士が近づけば反発、すなわち「斥力」が発生する、いわば「引力と斥力」の働きをいいます。

　この「引力と斥力」に関して、『気療講座２　「気療現象の原理」の発見』の気療理論の柱として位置づけたフレーズがあります。それは素粒子に基づく超ミクロの「特殊な引力・斥力」です。この超ミクロの「特殊な引力・斥力」が、パイ中間子の「核力」のことなのです。

Ｑ　そうなのですか。

Ａ　体内の原子核１兆分の１㎝をつくる核力（引力と斥力）が、気療ハンドで感ずる「引力と斥力」によく似ています。例えば１人気療エクササイズで左右の気療ハンドを10㎝ほどの間隔にします。そして左右に間隔を広げると「引っ張り感覚」を感じます。逆に間隔をせばめると「圧迫感」を感じます。この引っ張り感覚が「引力」で、圧迫感が「斥力」です。

　さらに、２人気療エクササイズで、気療ハンド同士で遠くに離れるにしたがい、拡散的に強い原子核のエネルギー（気療生命エネルギー）の交流感覚「引力」を感じます。そして近づけば近づくほど強い原子核のエネルギー（気療生命エネルギー）の交流感覚（手応感覚）の「斥力」を感じます。

Q　まさにパイ中間子の核力の働きと同じではないですか。

A　その通りです。気療から見ると、パイ中間子の核力は、体内における「原子核のエネルギー」と考え、物理的エネルギーとして応用します。すなわち体内の超ミクロの核力のエネルギーは、気療生命エネルギーの源泉と考えられます（あくまで仮説です）。

Q　最後に、核反応（原子核反応）についてですが、私たちの体の中に核反応（原子核反応）があるなんて信じられません。本当ですか？　いつ核反応の存在を知ったのですか？

A　原子核の「核力」について再度調べていたら、パイ中間子の「引力と斥力」の働きが気療ハンドの「引力と斥力」の働きと大変似ていることを知ったのです（説明済み）。ついでに核反応（原子核反応）について調べてみました。「原子爆弾」を想像して嫌だと思いながら調べました。

Q　私も原子爆弾や原子力発電所の爆発を連想しました。

A　でも調べていくうちに核反応には二つあることを知りました。一つめは原子爆弾や原子力発電に使用するウラン・プルトニウムなどの「核分裂」です。二つめは、水素・ヘリウム・リチウムを使用する「核融合」です。

Q　「核分裂」と「核融合」の違いはなんですか？

A　核分裂は、ウラン・プルトニウムなどの重い原子核が分裂して、軽い原子核に変わることです。そして、放射能などの有害物質を放出します。その際、化学反応エネルギーより１００万倍程度のエネルギーを放出するといわれています。

Q　では、核融合は、なんですか？

A　核融合は、水素・ヘリウムなどの軽い原子核から重い原子核に変わることです。そして、核融合には有害物質はありません。

現在この核融合を使用してエネルギーを得る研究がなされています。電力に使用できれば大変なエネルギー革命になると思います。

Q　夢のエネルギーですね。ところで核反応に着目したのはなぜですか？

A　実は、核力について調べているうちに、人体とは無縁だと思いながら核反応（原子核反応）について調べてみました。そこで次のような文章が目に飛び込んできたのです。それは、「原子核が、中性子あるいは他の原子核や電子・光子などと衝突して行う反応」という文句です。

この文句の中の「電子と原子核の衝突」に着目したのです。さらに注目したのが、「その際、化学反応の１００万倍程度のエネルギーを放出する」との文句です。

Q　「電子と原子核の衝突」が気療に関係するのですか？

A　そうです。１億分の１㎝の原子レベルだと、電子の移動・増減によって「原子の組み替え」が起きる。それが「物理の化学反応のエネルギー」です。

ところが１兆分の１㎝の原子核レベルでは、電子などの「素粒子と原子核」の衝突により「核反応」が起きます。この核反応は、素粒子物理学の実験では化学反応の１００万倍程度のエネルギーが放出されるとあります。

Q　まさか！　これを人体に当てはめようとの考えですか？

Ａ　その通りです。前にも説明したように私たちの体は原子核をもとに生きています。原子核は電磁気の性質をもっています。つまり電気の働きがもとです。

Ｑ　ということは電気の流れは、電子の流れでもあるんですよね。

Ａ　そうです。原子では、電子の移動で化学反応を起こし、原子核では、「電子と原子核」の衝突により核反応が起きます。私たちの体は、水素・酸素・炭素・窒素など軽い原子でできているから、「核融合のエネルギー」となります。つまり体内の超・超・超ミクロの「核爆発」です。

Ｑ　核爆発ですか。まだ想像がつかないし、ピンとこないですね。

Ａ　仕方ないです。私だって馴染《なじ》むまで時間がかかりましたよ。

Ｑ　でも、体内での核反応が真実なら、大変革命的なことです。

Ａ　気療ハンドによる体内での核反応については仮説として証明していきます。

２　原子核のエネルギー「核力と核反応」が、気療現象を起こす！

前項の「気療生命エネルギーの『発生・発散源』の仕組み」の中で、気療生命エネルギーの根底（源泉）となるのが、原子核のエネルギーであることは説明しました（仮説です）。原子核のエネルギーには、核力（引力・斥力）エネルギーと、核反応（原子核反応）エネルギーがあります。

「素粒子物理学」では核力エネルギーと核反応エネルギーは別ですが、気療においては、同時に作動します。なにしろ、私たちの体内で１兆分の１㎝の目には見えない超・超・超ミクロの「原子核」が働いているのですから。この「原子核のエネルギー」の働き（存在）が、気療現象の原理となっていると考えられます。

そして、この気療現象を二つに分けます。それは、「体内の気療現象」と、「体外の気療現象」です。

Ｑ　原子核のエネルギーに着目したのは、なぜですか？

Ａ　それはですね。すでに説明したように、気療ハンドに手応感覚があります。気療エクササイズをしているとき、相手の気療ハンドから私の気療ハンドをどんどん引き離していくにつれて、原子核のエネルギー（気療生命エネルギー）が拡散的に強くなっていきます。そして相手の気療ハンドへと、私の気療ハンドを近づけるにしたがい、圧迫感（斥力）が強くなっていきます。

そこで気がつきました。これは湯川秀樹博士が予言した「パイ中間子」の「核力の働き」と似ているなど。

Ｑ　なるほど。ついでに核反応について調べたわけですね。

Ａ　その通りです。再度説明しますが、原子１億分の１㎝レベルでは、電子の移動・増減により化学反応（原子の組み替え）が起きます。原子核１兆分の１㎝のレベルでは、電子などと原子核の衝突により核反応（核爆発）が起きて、その際、化学反応の１００万倍程度のエネルギーが放出されます。

Ｑ　そこで、私たちの体に当ててみようと考えたわけですね。前にも説明を受けましたが。

Ａ　その通りです。人体も原子「電子と原子核」でできているから、適用・応用したわけです。だから気療現象を体内と体外に分けて考える必要があるのです。

Ｑ　わかりました。

3 「体内の気療現象」と「体外の気療現象」とに分ける

気療ハンドを使って、気療エクササイズや気療ヒーリング（対面・遠隔）、自己気療ヒーリングをします。この気療ハンドにより起こるさまざまな気療現象が、「なぜ、起こるのか？」を、これから本格的に説明していきます。

Q　なぜ、気療現象を、「体内の気療現象」と「体外の気療現象」に分けるのですか？

A　体内と体外に分けて考えないと、さまざまな気療現象を人に理解してもらうことができないからです。自分だけわかっていても人に理解してもらわなければ意味がありません。

単なる現象論では、摩訶不思議、超能力、特殊能力などのイメージで終わってしまいます。これでは、古来からの考え方でしかないと思います。気療現象の本質を学問体系（気療現象学）として説明していくことが、気療「自他治癒力」の真の普及になると思います。

Q　なるほどわかりました。では、体内の気療現象とは、なんですか？

A　詳しい内容は次章から説明していきます。ここで言いたいのは、気療ハンドにすることで気療者の「体内」では体調不良・ケガ・傷などを改善させ、病気を予防する気療現象が起きるということです。そして気療生命エネルギーが体内に発生・発散します。

この気療生命エネルギー（原子核のエネルギー）が、相手方につながります（瞬間伝送交流）。相手方とは、人間やペット、動物・鳥などです。つまり、気療者（送り手）の体内で起きる気療現象が、相手方の体内でも同様の気療現象を起こすということです。

Q　気療者と被気療者の体内では同じ気療現象が起きるのですか？

A　その通りです。これが気療の特長です。だから自他治癒力なのです。

Q　送り手（気療者）と受け手（被気療者）の体内では同じ癒しの気療現象が起きるということですか。そんな話は聞いたことがありません。

A　そうでしょう。私は、これを解明するのに33年間かかりましたよ。

Q　では「体外の気療現象」とはなんですか？

A　「送り手」も「受け手」も、体内で同様の気療現象が起きることはわかりましたね。問題は、気療ハンドにより、体内に発生・発散する気療生命エネルギー「原子核のエネルギー」が、「なぜ、瞬間伝達され、交流できるのか?」です。簡単にいえば、気療ハンドを使って距離に関係なく相手方に「なぜ、気の力が伝わるのか?」です。

Q　相手方に気療生命エネルギーを伝える（媒介する）ものがあるのですか？

A　そうです。気療生命エネルギー（原子核のエネルギー）を伝える媒介物質がなければ、「体外の気療現象」を説明することはできません。

Q　それはどういう物質ですか？

A　ズバリいうと「原子核」しか考えられません。前著『気療講座2　「気療現象の原理」の発見』では、気療ハンドによる瞬間伝達交流の媒介物質は、素粒子でした。そして超ミクロ「特殊な引力・斥力」は伝達作用として位置づけました。

Q　今回は、なぜ「原子核」だけなのですか？

A　原子核は素粒子からできている「陽子と中性子」から成り立っています。超ミクロの「特殊な引力・斥力」は、核力のことを意味しています。よって原子核のエネルギーの媒介物質は「原子核」となります。この世にあるもの、私たちを含めてすべて「原子核」からできています。

Q　なるほどわかりました。原子核が媒介物質となると、どうなりますか。

A　詳しいことはのちほど第10章で説明しますが、代表的事例をお話しします。

それは、スペインの羊３００頭、アフリカ（ケニア）のバッファロー２００頭、アメリカのバイソン２００頭が気療ハンドを振っているだけで気持ちよく倒れ込んで気療睡眠に入ったことです。

Q　テレビで見ましたけれど、今でも信じられません。

A　私も信じられませんでした。しかし現実に動物たちが倒れ込み、気療睡眠に入った気療現象は、間違いなく起こった事実（事象）なのです。

Q　なぜですか？　説明ができるのですか？

A　媒介物質を「原子核」と考えれば、説明が可能です。「原子核の働き」が、体外の気療現象の「キーワード」になります。体内の気療現象と体外の気療現象の「本質」を次の章から説明していきます。

第5章　体内の気療現象の仕組み

1　「気療現象の仕組み」は、気療ハンドから始まる

気療現象の仕組みは、気療ハンドを使って脳幹を刺激し、脳幹「太古の脳幹」の働きを通して、「核力」と「核反応」の「原子核のエネルギー」を呼び起こすことと考えられます。

Q　気療ハンドにするだけで、原子核のエネルギーを呼び起こすことができるのですか?

A　そう思います。前に説明した表9「気療生命エネルギーの発生・発散源の仕組み」（67ページ）の中の原子核のエネルギーが、基礎（土台）となります。この原子核のエネルギーにより、体調不良・ケガ・傷などを癒し、病気を予防することができるのです。つまり、自他治癒力の発生と発散源になると考えられます。

Q　そんなにはっきりと断言していいのですか?

A　その理由を、科学実験データをもとに証明していきます。脳幹が体内の超・超・超ミクロの気療現象をコントロール（支配）していることを、一般の人たちに知ってもらいたいのです。

Q　そうですか。反論があればしてもいいですか?

A　もちろん。私も勉強になりますから。

２　体内の気療現象（仕組み）は、人や動物などに起こる

①気療ハンドをする人――「原子核のエネルギー」が体内に発生・発散

Q　気療ハンドにすると、誰にでも気療現象が起きるのですか？

A　そうです。気療ハンドにすると、体内の超ミクロの原子核「核力と核反応」のエネルギーが、全身にわたって体内に発生すると考えられます。

　発生した超ミクロのエネルギーが、「人体の階層構造」に従って、集合し、集積して人体のエネルギーとなり、マクロ化したエネルギーとなります。このマクロ化したエネルギーが、自他治癒力の源泉（根源）となります。

Q　その体内に発生した強い原子核のエネルギーが、体外に発散されるわけですか？

A　その通りです。この「原子核のエネルギー」が、体外の他者へ瞬間伝達されるのです。私たちは、人体をマクロの（大きな）視点で見る習性となっているから、気療現象を「体内と体外」に区別しなければ理解できないのです。

Q　では、ミクロ（小さく）の視点から見ると、どうなるのですか？

A　１兆分の１㎝の「原子核」から見れば、人間や動植物、建物、地球、そして空気など、すべての物質が、原子核でできていて、体内も体外もありません。前に説明したように、超ミクロの世界は、物

体、距離、時間、方向もありません。私たちの体は、超ミクロからできていて、超ミクロの世界で生きていますから。

②気療ハンドの「原子核のエネルギー」を受ける人——気療ヒーリング

Q　気療ハンドによる気療ヒーリングを受ける人は、どうなのですか?

A　気療を受ける人（被気療者）が、気療ヒーリングを受けると、気療ハンドで気療する人（気療者）と同様の気療現象が体内に起こります。つまり、被気療者の「原子核のエネルギー」が呼び起こされると考えられます。よって「癒しの三調整の原理」と、「癒しの心身調整」が働き出します。

　気療効果として、体調不良・ケガ・傷などがよくなることが多いです。そして「病気の予防」にもなります。

Q　気療者と被気療者も、同じ気療現象が、体内で起きるのですか?

A　その通りです。だから「自他治癒力」なのです。

　体調不良・ケガ・傷などを積極的に自分で癒し、他者も癒すのが「自他治癒力」です。つまり、使わないで体内に眠っている「健康資源」が、「自他治癒力」なのです。

Q　なるほど。わかりました。ところで気療者と被気療者の間で、なぜ「原子核のエネルギー」が交わされ、瞬間伝達交流ができるのですか?

A　前にも説明しましたが、原子核そのものが瞬間伝達交流の媒介物質と考えられます。なぜなら、宇宙の星々や地球や海、空気、建造物、そして私たち生物など、すべての物質が、超・超・超ミクロの原子核１兆分の１㎝からできているからです。つまり「原子核自体」が媒介物質の役割を担《にな》っていると考えられます。

Q　だから、物体的概念もないし、距離、時間、方向などがないわけですね。

A　そうです。極端にいえば、気療ハンドにした瞬間に地球の裏側へ、「原子核」を媒介にして、「原子核のエネルギー」が伝達されて、お互いに体内と体外の気療現象を起こすことができるのです。詳しいことは、のちほど第７章等で説明します。

Q　わかりました。

③気療ハンドの「原子核のエネルギー」を受けるペットや動物

Q　ペットや動物なども人間と同じように、気療ハンドの「原子核のエネルギー」を受けて、体内の気療現象が起きるのですか？

A　もちろんです。人間も動物ですから当然、同様の体内の気療現象が起きます。

Q　例えば、動物にはどのような気療現象が起きますか？

A　テレビではほとんど放映されていませんが、撮影が終わった後、私は倒れ込んで気持ちよく気療睡眠に入っている動物に近づいて確認することがよくありました。その中で特に印象に残っているロケーションがあります。

それはアメリカのサウスダコタ州で、ドライブスルーができる動物園でのテレビ局のロケ現場でのことでした。熊（グリズリー）が私から1ｍほどのところまで近づいて、目の前で気療ハンドにより倒れ込みました。動こうとするのですが動くことができませんでした。すぐに気療睡眠に入ったのです。

Q　すごいですね。この気療現象は、どういうことですか？

A　こういうことが考えられます。動物たちは、大脳の抑制機能がありませんから、脳幹が主体です。生理機能として、癒しの三調整の原理が働いて、筋肉調整、血流調整、呼吸調整（体内の気療呼吸・細胞呼吸）によって気持ちよく気療睡眠に入ったのです。さらに物理機能として、原子核のエネルギー、すなわち核力（引力と斥力）と核反応（原子核融合）のエネルギーによって体温が上がったと考えられます。

なお参考ですが、私たちが手のひらで感ずるエネルギーの数千倍、数万倍に感ずるのが動物たちの体ではないかと、推測できます。

Q　それは「核力」と、核反応ですか？

A　そうです。詳しいことはのちほど第7章等で説明します。

3　私たちは、電気人間——生きている「通信機器」

私たちの体は、「電気と神経」の働きで生きている

表10「『生体電流』と『機械電流』の対比」をご覧ください。

Q　私たちの体は「電気と神経」の働きで生命活動しているのですか？

A　その通りです。「電気の働き」と「神経の働き」の共同作業で、私たちの体は生命維持活動をしています。

Q　なるほど。同じ電気でも「生体電流」と「機械電流」には違いがあるのですか？

A　これは推測ですが、電気の「量と質」の違いがあると思います。私の場合、気療に目覚めるキッカケは、44歳になった1ヶ月後の夜のことでした。

　真夜中の睡眠時間帯に突然、脳幹に「ドカン」という大きな電撃ショックが起こり、全身に電気（衝撃）が走りました。間髪《かんはつ》を容《い》れずに同様の現象が起きました。その後1ヶ月にわたり4回ありました。合計6回ありました。

Q　それが脳と全身に強い電気が流れたということですか？

A　その通りです。電流は強く感じましたが、機械電流とは質が違うと思います。電流の量も少なく、

表10　「生体電流」と「機械電流」の対比

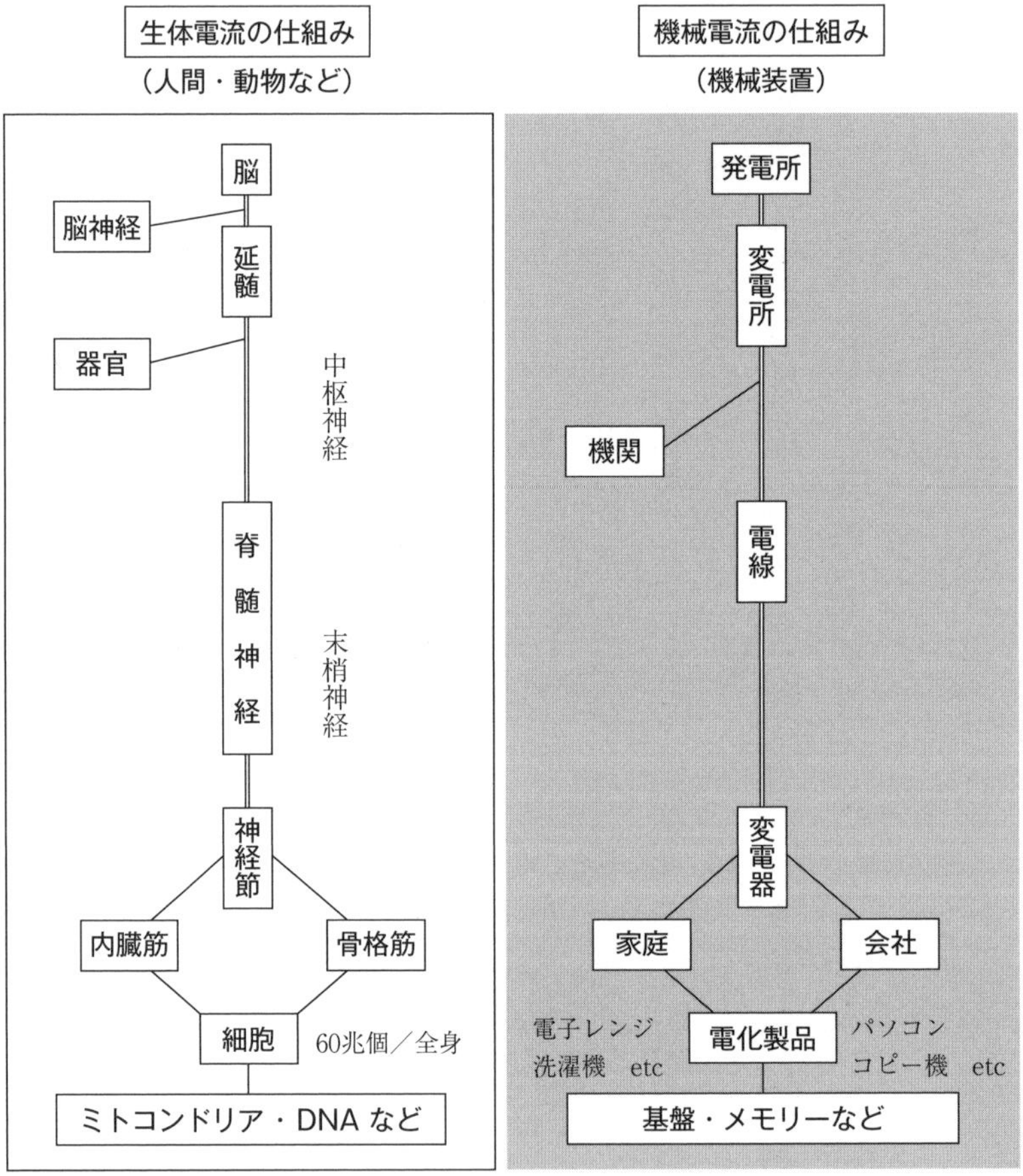

【電気と神経の働き】

※私たちは、「電気と神経」の働きで生きている。

※通常は、生命を維持するための「生命電流」で生きている。

※気療ハンドにすると、「生命電流」から、強い「気療電流」に変わる。
強い気療電流が全身（体内）に流れると、電子の移動・増減が起きて、原子の組み替え（化学反応）が起きる。同時に原子核（核力と核反応）のエネルギーが強くなる。

弱いと思います。何にせよ体の中で起きたことですから。

Q　その電撃ショックで気療の道へ進んだわけですね。

A　そうです。気療理論の追究・研究としては、物理機能としての「電気の働き」と、「原子核のエネルギー」に着地したことになります。

4　気療ハンドによる実験データ（その1）筋肉細胞を中心として

次の表11「実験3：神沢氏、気療ハンドによる実験データ」をご覧ください。

Q　この気療ハンドによる実験データは、何を意味しているのですか？

A　この実験データの分析を気療の立場から説明します。

私たちの体は、電気と神経の働きで生命活動していることは、知っていますよね。この実験は、体内に流れている電気を利用しています。そして目には見えない筋肉細胞の働きを利用して計測しています。体内の超ミクロのレベルをマクロ化（大きく）して、可視化した実験データです。

Q　わかりました。それで「なに」を中心に分析するのですか？

A　それは、筋肉細胞（骨格筋・内臓筋）の「収縮と弛緩」です。では、表の「左腕の筋電」の欄を見てください。

真ん中の「太い波形」を見てください。この波形は、筋肉の細胞の「瞬間収縮硬直と弛緩」が起きた

表11　実験３　神沢氏、気療ハンドによる実験データ［その１］（筋肉細胞を中心として）

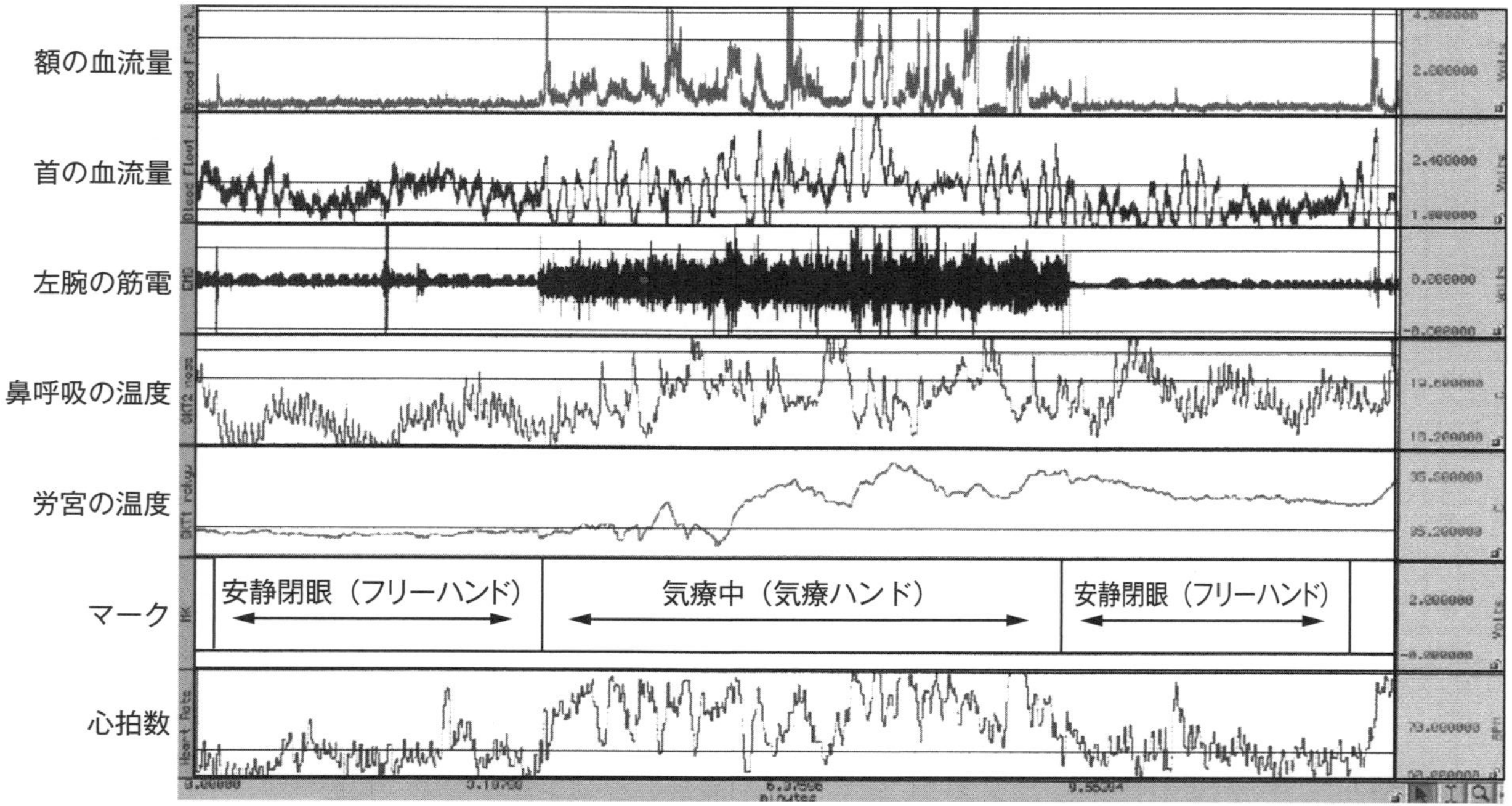

ことを示しています。

Q　なるほど。筋肉細胞の「収縮と弛緩」の波形が大きくなっていますね。それと「額と首」の血流量の波形も大きくなっていますね。

A　それと、心拍数の波形も大きくなっています。この心拍数の「波形」は、心臓の筋肉細胞も「瞬間収縮と拡張」が大きくなったことを意味します。

気療ハンドにすることにより、気療電源にスイッチが入り、生命電流から強い癒しの気療電流が全身に流れます。筋肉は、強い電流が流れると収縮する性質があります。

Q　これはどういうことですか？

A　では、「マーク」の欄を見てください。安静閉眼《へいがん》（目を閉じて安静にすること）をします。そして、「フリーハンド」にして、目から入る外界からの刺激を遮断《しゃだん》するのです。フリーハンドは、手のひらの力を抜いて「だらん」としている状態です。

次に眼を開いて、右腕のひじを真横にして気療ハンドにし、実験を開始しました。気療ハンドを簡単に説明します。

5本の指をそろえて手のひらを「くの字」にし、親指で人差し指に強めに押しつけた状態が、「気療ハンド」です（35ページ写真参照）。気療ハンドにした瞬間にそれぞれの欄の「波形」が大きくなったでしょう。

Q　確かに、筋肉細胞の「収縮と弛緩」、「額と首」の「血流量」、心拍数（心臓）の波形が、同時に瞬間に大きく変わりましたね。それと、左手の労宮《ろうきゅう》（手のひらの真ん中）の温度も上がりました。体温も上がるということですね。

Ａ　そうです。それと最も大事なことがあります。気療ハンドにすることにより、左腕の筋肉細胞と心臓の細胞（心筋）に大きな波形が出たことは、全身の筋肉細胞（骨格筋・内臓筋など）にも大きな波形が起きたことを意味しています。

Ｑ　ということは、気療ハンドにすると、筋肉細胞をコントロール（支配）することができるということですか？

Ａ　その通りです。よく理解しましたね。素晴らしい！

Ｑ　それにしてもすごいことですね。

Ａ　そうです。気療ハンドにすると、気療電流が全身に流れるのでしょう。

しかも、生理機能の筋肉細胞の「瞬間収縮硬直と弛緩」だけではありません。物理機能の原子核１兆分の１㎝のレベルまでコントロール（支配）して、原子核の「核力」と「核反応」のエネルギーを発生させ、マクロ化することで、全身の癒しの「気療生命エネルギー源」になります。そして体外に発散します。

Ｑ　すごいことですね。改めて聞きますが、気療ハンドで気療現象（体内・体外）を起こすことができるのですか？

Ａ　もちろんです。33年間、気療現象を直視しながら、言語化・理論化してきたからです。逆にいえば、気療理論の根拠は、体内・体外でのさまざまな気療現象です。

Ｑ　素晴らしいです！

Ａ　気療理論の根幹は、気療ハンドが体内の超・超・超ミクロのレベル「世界」に入る入り口です。それと、「現在の脳幹」の中に眠っている「太古の脳幹」まかせです。そして原子核のエネルギーがベース（基礎）です。
簡単にいえば、気療の世界は「気療ハンド」と「脳幹」、そして「原子核」です。

Ｑ　よくわかりました。

５　筋肉細胞の「収縮・弛緩」と、核力の「引力・斥力」――「気療筋肉」

気療ハンドにすると、「気療電流」と「気療神経」が働き出します。そして最初に働き出すのが、全身（骨格筋・内臓筋）の筋肉細胞です。

筋肉は細胞レベルで「瞬間収縮硬直」します。この収縮硬直は、生体電流の強い「気療電流」と、気療神経の「感覚硬直神経」の働きにより起こると考えられます。この「気療電流」と「感覚硬直神経」の働きで起きる筋肉細胞のことを「気療筋肉」と呼ぶことにしました。

では、表12「筋肉細胞の『収縮・弛緩』と核力の『引力・斥力』」をご覧ください。

Ｑ　気療筋肉とは、どういう働きがあるのですか？

Ａ　気療の立場から見ると、一般に思われている筋肉には脳幹と自律神経の働きによる生命を維持する生命筋肉（内臓筋）と、手足や体を動かす「運動筋肉」（骨格筋）があります。運動筋肉は、大脳と運

表12　筋肉細胞の「収縮・弛緩」と核力の「引力・斥力」

<table>
<tr><th colspan="3" rowspan="2">区分</th><th rowspan="2">筋肉</th><th rowspan="2">電気と神経</th><th colspan="2" rowspan="2">筋肉の種類</th><th colspan="3">筋肉細胞の働き</th><th rowspan="2">筋肉細胞の機能</th><th rowspan="2">エネルギー</th><th rowspan="2">治癒力</th></tr>
<tr><th>生理機能</th><th>物理機能</th><th>振動</th></tr>
<tr><td rowspan="4">マクロの世界（巨視的）</td><td rowspan="4">目に見える</td><td rowspan="4">フリーハンド</td><td rowspan="2">生命筋肉</td><td rowspan="2">現在の脳幹
・生命電流
・自律神経</td><td colspan="2">内臓筋</td><td>筋肉細胞の
「収縮と弛緩」</td><td>超ミクロの
「引力と斥力」</td><td rowspan="4">超ミクロの微振動</td><td rowspan="2">生命の維持
生命を守る</td><td rowspan="4">自然生命エネルギー</td><td rowspan="4">自然治癒力</td></tr>
<tr><td colspan="2">心筋（心臓）</td><td>心筋細胞の
「収縮と拡張」</td><td>超ミクロの
「引力と斥力」</td></tr>
<tr><td rowspan="2">運動筋肉</td><td rowspan="2">大脳と小脳
・運動電流
・運動神経
・自律神経</td><td colspan="2" rowspan="2">骨格筋</td><td>筋肉細胞の
「収縮と弛緩」</td><td>超ミクロの
「引力と斥力」</td><td>生命の維持
生命を守る</td></tr>
<tr><td>筋肉細胞の
「収縮と伸展」</td><td>自分の意思に
よる筋肉の運動</td><td>動作と運動</td></tr>
<tr><td rowspan="3">超ミクロの世界（微視的）</td><td rowspan="3">目には見えない</td><td rowspan="3">気療ハンド</td><td rowspan="3">気療筋肉</td><td rowspan="3">太古の脳幹
・気療電流
・気療神経
・自律神経</td><td>内臓筋</td><td rowspan="3">臓器</td><td rowspan="2">筋肉細胞の
（瞬間収縮硬直と弛緩）
筋肉細胞の「収縮と
弛緩」が大きくなる
細胞のミトコンドリア
の増殖と活発化</td><td rowspan="3">核力の
「引力と斥力」
の強化
原子核のエネルギー</td><td rowspan="3">超ミクロの微振動のマクロ化</td><td rowspan="3">病気やケガ
の癒し
病気の予防
生命力の強化</td><td rowspan="3">気療生命エネルギー
（原子核のエネルギー）</td><td rowspan="3">自他治癒力</td></tr>
<tr><td>骨格筋</td></tr>
<tr><td>心筋（心臓）</td><td>心筋細胞の
「瞬間収縮と拡張」</td></tr>
</table>

※素粒子に基づく「核力」の「引力・斥力」

動神経の働きです。

ところが、「気療筋肉」は、脳幹と感覚硬直神経の働きが主体です。自分の意志では動きません。内臓筋も同様です。

Q　脳幹と感覚硬直神経の働きで「気療筋肉」（骨格筋と内臓筋）ができるのですか？

A　そうです。脳幹と感覚硬直神経の働きは、気療電流が強くなればなるほど筋肉細胞が「瞬間収縮硬直」をします。つまり骨格筋や内臓の各臓器が「瞬間収縮硬直」をして「弛緩」すると考えられます。

運動筋肉を鍛《きた》えるのと同じように、気療ハンドで「気療筋肉」を鍛えることができるのです。つまり、運動筋肉が発達するように「気療筋肉」が発達するのです。だから、骨格筋や臓器などの機能が向上して、体調不良・ケガ・傷などに気療効果があるのです。病気の予防にもなるのです。

Q　そうなんですか。では気療ハンドで気療ヒーリングを受ける人はどうなるのですか？

A　もちろん気療効果があります。気療ハンドから出る気療生命エネルギーが強ければ、気療を受ける人の「脳幹」と「感覚硬直神経」が働き出します。何回も受ければ「自他治癒力」が上積みされて、「気療筋肉」になります。

Q　わかりました。では、核力の「引力と斥力」とは、なんですか？

A　筋肉細胞は生理機能の働きですけれど、私たちの体は「物理機能」の働きをもとに生命活動もしています。

Q　では、核力の「引力・斥力」と、筋肉細胞の「収縮・弛緩」の関係は、どうなのですか？

A　筋肉というマクロの（大きな）視点で見ると、原子核をつくる「核力」と「筋肉」の関係はまったく結びつかないでしょう。しかし筋肉をミクロの（小さな）視点で見ると、関係性が見えてきます。

Q　ミクロの視点で見ると、「収縮・弛緩」と「引力・斥力」が、同調しているように見えますね。

A　その通りです。似ています。では、90ページの表11「実験3」の左腕の筋電の欄をご覧ください。気療中の横線を中心にして、波形が上下に大きくなっています。気療電流によって筋肉細胞が中心線に向かって「瞬間収縮硬直」して、中心線から「弛緩」しています。これを「核力」の「引力・斥力」に当てはめてみましょう。

すると、「瞬間収縮硬直」は「引力」に、「弛緩」は「斥力」に当てはまります。

Q　なるほど。生理機能の筋肉細胞の「収縮と弛緩」と、物理機能の核力の「引力と斥力」とが連動する共同作業みたいですね。

A　そうですね。ちなみに運動神経の終板《しゅうばん》（末端部分）は筋肉細胞の1個1個にくっついています。気療神経（感覚硬直神経・感知判別神経）も、運動神経の終板と同じように、筋肉細胞の1個1個にくっついています。

Q　だから、運動筋肉（骨格筋）と同じように、内臓筋（胃腸・脾臓などの全部の臓器）や骨格筋（手足などの体）を、「気療筋肉」として鍛えることができるわけですね。

A　そうです。しかも、内臓のすべての「臓器」を鍛えることができるのです。

Q　体内のすべての臓器を鍛えるという考えは聞いたことがないです。どうやって鍛えることができるのですか？

A　私も聞いたことないですね。でも気療ハンドなら脳幹を活性化できると考えられるからです。

脳幹が活性化すると、気療電流と気療神経が作動します。すべての臓器の筋肉細胞が一斉《いっせい》に「瞬間収縮硬直」を起こします。

すると、超ミクロの微振動のマクロ化現象が起きます。つまり筋肉細胞の「瞬間収縮硬直」と「弛緩」の繰り返しによって内臓筋が鍛えられるわけです。

Q　だから、いろいろな臓器が、修復されて回復するわけですね。

A　その通りです。次の項では、気療神経の二つの神経、すなわち「感覚硬直神経」の働きと「感知判別神経」の働きについて、説明しましょう。

6　気療神経「感覚硬直神経」と「感知判別神経」の働き

①気療神経の働き

Q　気療神経とはなんですか？

A　気療神経とは、気療ハンドを使って、体調不良・ケガ・傷などを癒し、病気を予防する神経のことを指します。現代医学の神経系にはない神経の働きで、私が唱える仮説です。

Q　現代医学にはなぜないのですか？

A　現代医学の神経系は、医学的に必要な神経の働きがあればよいのでしょう。しかし、私たちの日常生活は、すべて神経の働きで動いています。つまり神経とは繊維の束になっているから、医学がいう以外の神経の働きはいっぱいあると思います。

　気療神経の働きも、そのうちの一つにすぎません。気療神経には「感覚硬直神経」と「感知判別神経」があります。これも現代医学の神経系にはありません。
Q　だから、一般の人たちには理解が難しいのですね。
A　そうです。次に「感覚硬直神経」と「感知判別神経」を説明します。

②感覚硬直神経の働き

Q　筋肉細胞の「感覚硬直」とはなんですか？
A　大脳と運動神経で手足や体を動かす「運動筋肉」の動きは、感じられるので、わかりますよね。「脳幹と自律神経」の働きで生命を維持する「生命筋肉」の「収縮と弛緩」はどうですか。この「収縮と弛緩」の動きは、まったくわからないし感ずることはできません。ミクロの筋肉細胞の「収縮と弛緩」だからなおさらわかりません。
　例えば、脈拍を手で確認したり、心臓の上を手で押さえていると、「収縮と弛緩」が確認できます。また胃腸がゴロゴロ鳴るとわかります。

　しかし生命筋肉の「収縮と弛緩」の動きは感覚的にはまったくわかりません。これはなぜでしょう。これは生理的に、感覚的にわからない仕組みになっているからです。
Q　なるほど。では気療ハンドの「筋肉硬直」は、どうですか？　気療ハンドにした状態のままで硬直

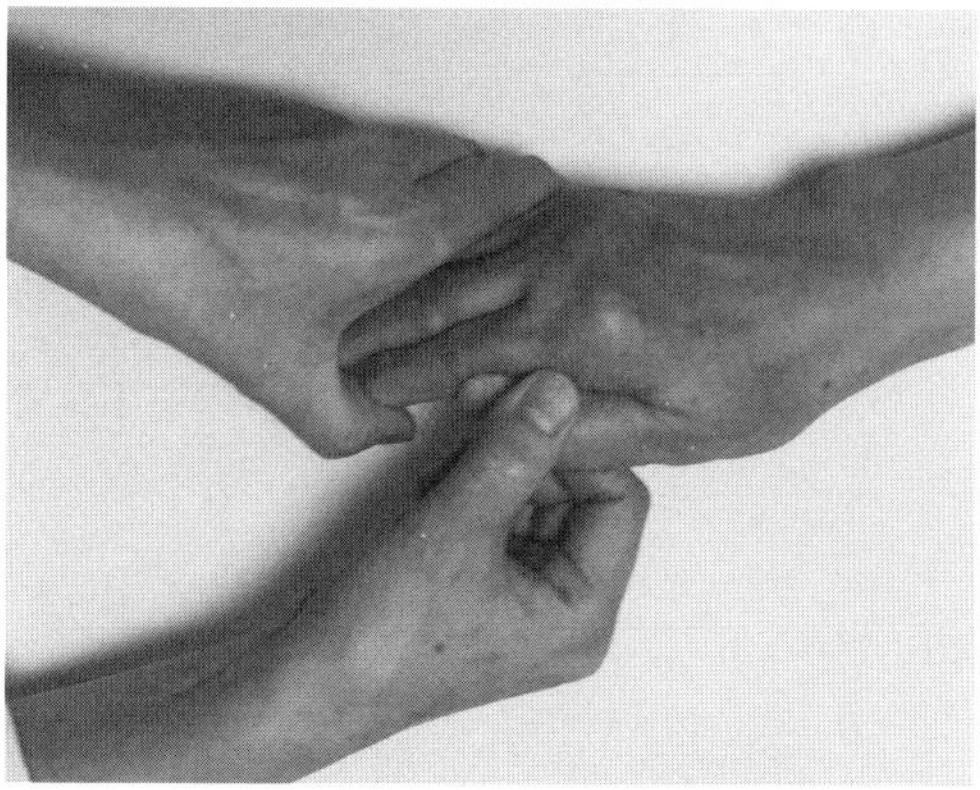

気療ハンドにすると、別の人が両手で、親指と人さし指を引き離そうとしても、ビクともしない。

している感覚（感じ）はまったくありませんよね。

A　そうです。感覚として感じないから、気療ハンドにした状態で、他人にチェックしてもらうのです。チェックの方法は「親指と人さし指を引き離す」ことです。ほとんどの人がビクともしません。

Q　しっかりと筋肉硬直して、ビクともしません。これはなぜですか？

A　この筋肉硬直の感覚がまったくなかったので、誰もわからなかったのです。ただ、気療エクササイズや気療ヒーリングをしている最中は、気療ハンドは必ず硬直していました。

　これは相手の生命エネルギーや患部エネルギーの強さを感じて、手のひらが筋肉硬直するのだと、長い間思っていました。気療ハンドのキッカケは、前に説明したのでここでは省略します。

Q　なるほど。それで気療ハンドにすることにより、全身（骨格筋・内臓筋など）の筋肉細胞に同じ現象が起きると、考えたのですね。

A　その通りです。マクロ的思考の世界では、この理解は不可能だったわけです。気療ハンドを発見するのに25年以上かかりました。

Q　気療ハンドにすることにより、物理機能（電気の働き）の原子核（1兆分の1㎝）の超・超・超ミクロのレベル（世界）への入り口になるわけですね。

Ａ　その通りです。

Ｑ　では、感覚がないのに、感覚硬直神経というのは、なぜですか？

Ａ　実は次の項の「感知判別神経の働き」と、密接な表裏一体の関係があります。「感覚硬直神経」と「感知判別神経」の気療神経は、脳幹（太古の）指令により働き出すと考えられます。

脳幹指令は、大脳の「抑制機能」により封印されています。だから、今まで誰も発見することができなかったのです。気療ハンドにすることにより、大脳の「抑制機能」が緩和されて、脳幹主体に切り替わると考えられます。

気療ハンドにすると、手のひらの筋肉の硬直度が増します。筋肉の硬直が高まれば、目には見えない生命エネルギーの変化を感知して判別ができるようになります。つまり「硬直力と判別力」は比例するのです。

このことにより「感覚硬直神経」と命名したのです。特に患部エネルギーの変化を感知・判別することができるからです。

ということは、気療ヒーリングを受ける人の患部がよくなっていく様子を感知判別することができます。なぜなら患部エネルギーが消失するからです。消失すれば気療ハンドの硬直力は弱まります。脳幹まかせです。

Ｑ　なるほど。つまり、「気療ハンド」と「相手の患部」の気療生命エネルギーの「瞬間伝送交流（気療ヒーリング）」により、相手の患部エネルギーが消失し、それにより感知判別することができるというわけですね。

Ａ　そうです。よく理解するようになりましたね。

Ｑ　感覚硬直神経の働きは、すごいですね。

Ａ　これからの生理機能として重要な役割をはたします。

ミクロの筋肉細胞から、マクロの筋肉硬直現象「気療筋肉」へ

筋肉には「随意《ずいい》筋」と「不随意筋」とがあります。随意筋は、自分の意志で自由に動かせる骨格筋のことをいいます。

骨格筋は、手足の筋肉、腰筋、背筋、腹筋などです。不随意筋は、消化器、呼吸器、泌尿器、生殖器、血管、リンパ管などの内臓の平滑《へいかつ》筋です。そして、心臓の心筋です。

平滑筋と心筋は、自律神経にコントロールされているため、意志の力で動きを変えることはできません。しかし骨格筋も平滑筋も、心筋も筋繊維、すなわち筋細胞からできています。

いくつかの点で違いがありますが、基本構造は同じです。気療の立場から見ると、気療神経である感覚硬直神経の働きが、気療ハンドにすることにより、骨格筋、平滑筋、心筋（心臓）などのすべての筋肉細胞の「筋細胞」に作用すると考えられます。このミクロの筋肉細胞の「筋細胞」が、マクロ化して筋肉となります。

そして気療ハンドにすることにより、ミクロの筋肉細胞の「瞬間収縮硬直」と「弛緩」が起こります。これが「マクロ化」した「筋肉調整」です。

この筋肉調整が筋肉の「瞬間硬直現象」を起こします。これを筋肉の「瞬間硬直の連続性」とも呼んでいます。この筋肉の「瞬間硬直の連続性」の現象には、「内在硬直現象」と「顕在硬直現象」の二つの現象があります。

（一）筋肉の「内在硬直現象」

Q　筋肉の「内在硬直現象」とは、なんですか？

A　筋肉細胞の「瞬間収縮硬直と弛緩」は、ミクロの体内の気療現象です。けれども、マクロ化した筋肉では「筋肉の瞬間硬直」になります。

　例えば気療ハンドをチェックすると、「くの字」の手のひらが硬直しています。しかも「硬直感覚」をまったく感じられません。

　また気療ヒーリングを受ける人も、手足や体がまったく動かない人がほとんどです。手足や体を気療する人が動かしてやると初めて「内在筋肉」が硬直していることがわかります。

Q　どうして筋肉が「瞬間硬直」するのですか？

A　この体内の気療現象は、脳幹と感覚硬直神経の作用により、起こると考えられます。

Q　ミクロの筋肉細胞レベルで激しく「瞬間収縮硬直と弛緩」が繰り返されているのに、なぜ感覚がないのですか？

A　それは、大脳の抑制機能の働きでその感覚を封印されているからでしょう。

Q　骨格筋は、外から触って動かせば、筋肉硬直しているのがわかりますが、内臓筋はどうですか？

Ａ　内臓筋は、手のひらでお腹を上から押すと、筋肉の「収縮と弛緩」が大きくなるからわかります。あとお腹がゴロゴロと鳴ります。

Ｑ　そうですか。気療ハンドを使って交流すれば、内在硬直現象は、起こるのですか？

Ａ　もちろん。気療エクササイズや気療ヒーリング（対面・遠隔）により、ペット、動物、鳥などでも筋肉の内在硬直現象を起こすと考えられます。

Ｑ　ということは、気療ハンドが起こす気療生命エネルギー（原子核のエネルギー）の瞬間伝達交流により、誰もが体内の筋肉の内在硬直現象が起きるということですね。

Ａ　そのように考えられます。それが、気療現象のすべての始まりです。

(二)　筋肉の「顕在硬直現象」

Ｑ　筋肉の「顕在硬直現象」とは、なんですか？

Ａ　体内の筋肉の「内在硬直現象」は、外からはまったくわかりません。ところが気療エクササイズや気療ヒーリングにおいては、外から見ても、すぐにわかります。

Ｑ　例えば、どういう場面でわかりますか？

Ａ　気療ハンドで気療エクササイズをしているとき、気療生命エネルギーの瞬間伝送交流が強くなると、握りこぶしになったり、５本の指がバラバラに変形して硬直します。また気療ハンドにより、気療ヒーリングを受けている人の手足や体が動いたりします。これを体外の筋肉の「顕在硬直現象」と呼びます。

Q　なぜ、筋肉の「顕在硬直現象」が起きるのですか？

A　気療では、脳幹指令による「筋肉硬直現象」と呼んでいます。これも大脳の抑制機能の緩和によるものと考えられます。

Q　それは、赤ちゃんが目覚めているときは、手足を自由に動かしているように見えますけど。赤ちゃんだから大脳の思考活動はないと思います。それと同じですか？

A　まったくその通りです。赤ちゃんは、脳幹で生きて動かしています。動物たちは大脳はないから抑制機能は、ありません。

Q　気療の世界は、動物並みの世界ですね。

A　その通りです。起きていながら、脳幹と副交感神経、気療神経などの働きが優位で主体なのです。これが体内に眠っている健康資源、すなわち「自他治癒力」の世界です。

Q　よくわかりました。

（三）**「原子核のエネルギー」が、「気療筋肉」をつくる**

Q　「原子核のエネルギー」が「気療筋肉」をつくるとは、どういうことですか？

A　「筋肉の硬直」というと、一般的によいイメージはない。しかしストレスや病気で筋肉が硬くなって「収縮と弛緩」が弱くなり、血流が悪くなる説明は、前にしましたよね。いわば悪循環の状態により、慢性疾患だったり持病になったりします。

でも気療ハンドによる筋肉の硬直現象は、硬くなっている筋肉をさらに「瞬間収縮硬直」して、筋肉をやわらかくします。そのことによって筋肉の「収縮と弛緩」の幅が大きくなり、「血液循環」が良好になります。いわば筋肉細胞レベルで血液循環を良好にして体調不良や傷などをよくするわけです。

Ｑ　筋肉の「瞬間収縮硬直と弛緩」の繰り返しが、「気療筋肉」になると、前に聞きました。確か脳幹と気療神経の働きによるものということでしたね。

Ａ　その通りですけれど、気療筋肉をつくるには、もっと強烈なエネルギーが必要だと思います。それが「原子核のエネルギー」です。

③感知判別神経の働き

（イ）気療ハンドには、感知判別神経の働きがある。

Ｑ　気療ハンドと感知判別神経の働きは、どうなっていますか？

Ａ　私たちの体は目には見えない、いろいろなエネルギー（波動）にさらされています。しかし何も感ずることはありません。これは大脳の抑制機能の働きが、いろいろなエネルギーを感じないようにしているからです。

だから私たちは平気で日常生活を送っています。動物や鳥などの生物は大脳はありませんから、体全体で感じているのだと思います。つまり目には見えないエネルギーを感ずる感知判別神経の働きが、動物や鳥などの生物にはあるということです。

Ｑ　では、感知判別神経の働きは、私たちの体にはないということですか？

A　いや、私たちの体にもありますが、大脳の「抑制機能」によって封印されているから、存在することすら知ることはできません。当然、現代医学の神経系にもありません。現代医学が感知判別神経を認めることはないでしょう。

Q　では、気療ハンドに感知判別神経の働きは、なぜあるのですか？

A　私たちの手のひらには、毛細神経が密集しています。気療ハンドにした瞬間に感覚硬直神経の働きが作動します。それと同時に感知判別神経の働きも作動します。

　気療ハンドの感知判別神経の働きは、気療エクササイズを続けていけば、どんどん発達しますし、上達します。そうすれば目には見えない、いろいろなエネルギー（波動）を手応感覚としてはっきりわかるようになります。誰にでも。

Q　わかりました。では、感覚硬直神経と感知判別神経の関係はどうでしょうか？

A　感覚硬直神経の働きは、筋肉細胞の「瞬間硬直力」です。感知判別神経の働きは、筋肉細胞の「感知判別力」です。つまり気療ハンドの筋肉細胞の「硬直力」と、気療神経の「判別力」は、表裏一体の関係にあります。

Q　表裏一体とはどういうことですか？　前に説明を受けていますが、もう一度お願いします。

A　気療ハンドの「硬直力」が強くなれば、「判別力」も強くなります。「感知判別力」が強くなれば、硬直力も強くなります。気療ハンドの「硬直力」と「判別力」の関係は、フリーハンドにはまったくありません。なぜならフリーハンドでは手のひらを緩めた状態にあるからです。

（ロ）感知判別神経の働きは、「原子核のエネルギー」を感ずる！

Ｑ　気療ハンドにすると、「原子核のエネルギー」をなぜ感ずることができるのですか？

Ａ　この33年間、気療ハンドにすると「ジリジリ」「チリチリ」といった手応感覚をなぜ感ずるのか、考え続けてきました。そしてこの感覚は、「原子核のエネルギー」だという考えに至ったわけです（あくまで仮説です）。

この宇宙や地球上に存在する物体や、目には見えない物質などすべてが、原子核と電子からできています。また、人間や動植物などの他の生物なども「原子核」をもとにして成り立っています。

そして、気療ハンドも当然、「原子核」と「電子」から成り立っています。

Ｑ　では、「原子核のエネルギー」そのものを感ずるということですか？

Ａ　そのように考えられます。すべてが「原子核のエネルギー」がもとになっていますから。

Ｑ　なるほど。「原子核のエネルギー」をうまく活用するのが気療ハンドということですね。

Ａ　そう思います。

（ハ）気療ハンドには、「気療アンテナ」の役割がある

Ｑ　気療ハンドには、「気療アンテナ」の役割があるとは、どういうことですか？

Ａ　私たちの「手のひら」には、毛細神経が密集しています。毛細神経の中に気療神経である感知判別神経の働きがあると考えられます。この感知判別神経の働きには、私たちの体から発散されている「自

然生命エネルギー」や「患部エネルギー」などのエネルギーを感知して判別する「力」があります。

Q　要するに相手から離れていても、感知判別神経の働きで、相手のエネルギーを感知して判別する「力」があるということですか？

A　そうです。気療エクササイズや対面気療ヒーリングでは、お互いの生命エネルギーや気療生命エネルギーの「瞬間伝達交流」をしています。

Q　お互いがどんなに遠く離れていてもですか？

A　もちろんです。至近距離、近距離だけでなく、遠距離の遠隔気療ヒーリングにも活用できます。

Q　ということは、気療ハンドにすると、感知判別神経の働きで、どんなに遠くてもお互い瞬間伝達交流して、お互いの生命エネルギーなどを感知判別ができるということですか？

A　あくまで仮説ですが、その通りです。だから気療ハンドには、気療アンテナの役割があるということです。気療教室で必ず塾生に対して口にする「気療口上」があります。紹介しておきます。

○気療口上

「気療ハンド」にすることにより、気療電源がスイッチオンとなり、気療電流が体内に流れ出すと同時に気療神経が作動します。すなわち、感覚硬直神経と感知判別神経が働き出すということです。また、自律神経の副交感神経の働きが優位となります。そして私たちは、生きている電気人間です。人間は、生きている通信機器です。触らない通信機器の「気療アンテナ」として、お互いに気療ハンドを使って、気療生命エネルギーの瞬間伝達交流ができるということです。以上。

Ｑ　なるほど。気療口上の内容はわかりやすいですね。だから気療ハンドは、「気療アンテナ」なのですね。

Ａ　その通りです。

（二）女性の気療ハンドには、「患部の存在」を感知する能力がある

Ｑ　女性の気療ハンドには、特有の感知判別する能力があるのですか？

Ａ　男性にはないけれど、女性の気療ハンドには、女性特有の感知判別能力があるようです。

Ｑ　女性特有の気療ハンドがなぜあるのですか？

Ａ　気療エクササイズや対面気療ヒーリングを気療ハンドで行うと、自分の意思とは関係なく勝手に患部と交流します。女性の気療ハンドが患部の筋肉を指圧したり、ほぐしたりすることがあります。なぜ、そういうことが起きるのか、当時私には理解できませんでした。

Ｑ　それでどうなるのですか？

Ａ　気療は、お互いに体などに触《ふ》れないのが原則です。しかし、気療ハンドが相手の患部と「つながって」「呼ばれる」というのです。私は理解できずに困っていました。

　しかし気療ハンドが起こす気療現象だから認めないわけにはいきません。そこで何年もの間、気療現象を傍観するだけでした。そして気療現象を直視し、なぜ起きるのかを研究・追究して確信しました。この現象を学問的にとらえて、「気療現象学」に取り入れました。

Q　そうですか。だから気療神経である「感覚硬直神経と感知判別神経」が、気療用語になったわけですね。

A　そうです。感知判別神経の働きが、男女問わず誰にでもあるけれど、特に女性には気療ハンドが脳幹指令により患部に対して、指圧したり、ほぐしたりする能力があるようなのです。

そうした能力をもつ女性は少なからずいます。男性ではいません。

Q　そうした能力は、気療ハンドには「気療アンテナ」という役割があることの証明にもなるわけですね。でも気療は、相手の体に触れないのが原則ですよね。

A　そうです。私たちの体は、物理機能（物理現象）を基礎にして生理機能（生理現象）があるわけですから。気療ハンドは、生きる「通信機器」の「気療アンテナ」として誰もが保有しています。

Q　気療ハンドは超ミクロのレベル（世界）への入り口ですね。

A　その通りです。

Q　超ミクロの「原子核」の世界を一般の多くの人たちに知ってもらいたいですね。

第6章　気療ハンドで「気療筋肉」をつくろう！

次の表13「『普通筋肉』と『気療筋肉』の対比」をご覧ください。

上段は、フリーハンドを起点として、「普通筋肉」から「自然治癒力」までの項目です。下段は、気療ハンドを起点として、「気療筋肉」から「自他治癒力」の項目が並んでいます。

普通筋肉は、生命活動を維持する筋肉です。気療筋肉は、病気やケガ・傷などを「積極的」に改善させる筋肉です。また病気を予防する筋肉です（仮説です）。

1　フリーハンドと普通筋肉――自然治癒力

Q　フリーハンド（自由に動かす手）はわかっていますが、普通筋肉とはなんですか?

A　現在、私たちが生きている体の筋肉のことをいいます。つまり一般的にいわれている、私たちの体の筋肉です。気療筋肉と対比するための言葉です。深い意味はありません。

Q　わかりました。随意筋である骨格筋にも、自律神経にも働いているのですか?

A　もちろんです。骨格筋というと、一般的に筋肉といわれていますが、大脳と運動神経の働きによって、自分の意志で手足や体を動かすことができます。これを筋肉の「収縮と伸展」といいます。

もう一方の骨格筋は動いていても動かなくても、自律神経の働きで内臓の筋肉（平滑筋）と同様に脳幹指令によって絶え間なく「収縮と弛緩」を繰り返し、血流を起こしています。心臓の心筋も、自律神経の働きにより、絶え間なく「収縮と拡張」を繰り返します。

止まったら死にます。つまり、自律神経の働きは、生命が活動する筋肉を支配しているのです。

表13 「普通筋肉」と「気療筋肉」の対比

「気療ハンドで気療筋肉をつくろう！」

■は、自律神経と感覚硬直神経の働き

フリーハンド	大脳が主体	生命電流	「普通筋肉」	随意筋	骨格筋	運動神経	収縮と伸展	外呼吸と内呼吸（細胞呼吸）	手足や体を動かす筋肉	マクロの視点	「生きる生命エネルギー」	自然生命エネルギー	自然治癒力
						自律神経	収縮と弛緩		生命活動を維持する筋肉				
				不随意筋	平滑筋（内臓筋）		収縮と弛緩		生命活動を維持する筋肉				
					心筋（心臓）		収縮と拡張						

気療ハンド	脳幹が主体	気療電流	「気療筋肉」	随意筋	骨格筋	感覚硬直神経	「筋肉細胞」の瞬間収縮硬直と弛緩	気療呼吸（内呼吸）「細胞呼吸が盛んになる」	病気やケガ・傷などを積極的に癒す力 病気を**予防**する筋肉	超ミクロの視点	「原子核のエネルギー」	気療生命エネルギー	**「自他治癒力」**
				不随意筋	平滑筋（内臓筋）								
					心筋（心臓）		「心筋細胞」の瞬間収縮と拡張		より良好な血液循環を起こす				

※普通筋肉は、一般的通常の筋肉である。気療筋肉と区別する
※気療筋肉は、気療ハンドによりつくられる癒しの筋肉である
※自律神経と感覚硬直神経の働きは、脳幹指令による

Q　外呼吸と内呼吸（細胞呼吸）とは、なんですか?

A　外呼吸は空気を「吸ったり」「吐いたり」することです。内呼吸は、吸い込んだ酸素（空気）が体内に供給されて、細胞呼吸、ガス交換することをいいます。

Q　では、マクロの視点と自然治癒力の関係はなんですか?

A　例えば、私たちが病気やケガなどをした場合、全身と患部をみますが、ダメージを負うのは、細胞です。ダメージを負った細胞を外部から、薬、注射、手術などの方法で治療します。これを気療では「体外療法」と呼んでいます。

この体外療法が「マクロの視点」です。つまりマクロの視点で病気やケガ・傷などを治します。

一方、医療処置後、静かに治るのを待つのが自然治癒力です。最終的には、自分の「治癒力」で治すのです。

この自然治癒力のエネルギー源となるのが、自然生命エネルギーです。この自然生命エネルギーは、生命維持活動のエネルギー源です。つまり私たちの「生命維持」と「自然治癒力」の源泉が、自然生命エネルギーなのです。

Q　なるほど。よくわかりました。

2　気療ハンドの「気療筋肉」——自他治癒力

では、表13の下段の欄をご覧ください。

気療ハンドが「超ミクロの視点」への入り口

Q　超ミクロの視点とはなんですか？

A　素粒子（クォーク）からなる原子核（陽子・中性子）のレベル（世界）が、「超ミクロの視点」です。気療ハンドはこの「原子核のエネルギー」を高めることができると考えられます。この「原子核のエネルギー」が、「気療筋肉」をつくるのでしょう。

Q　今まで説明を受けてきましたので、大体わかります。もう一度、簡単に説明していただけますか？

A　まずは、気療ハンドにすることにより、大脳の抑制機能が緩和されて、脳幹（太古の脳幹）が主体になると考えられます。

　次に「気療電源」がスイッチオンとなり、癒しの強い「気療電流」が体内に流れます。同時に感覚硬直神経（気療神経）の働きが作動します。すると、随意筋（骨格筋）と不随意筋（内臓の平滑筋）の筋肉細胞の「瞬間収縮硬直と弛緩」が繰り返し起きます。これを筋肉細胞の「瞬間収縮硬直の連続性」と呼んでいます。

　また、心臓（心筋）の筋肉細胞の「瞬間収縮と拡張」が繰り返し起きます。つまり、これらの繰り返しによって筋肉を鍛えることができます。そこで私は「気療筋肉」と呼ぶことにします。

Q　でも内臓は自律神経の働きですから、自分の意志で鍛えることはできないのでは？

A　いい質問ですね。ところが自律神経の副交感神経の働きと感覚硬直神経の働きは、共同作業しているのです。つまり、自律神経と気療神経の神経網は共有されていると考えられます。

ですから、気療ハンドにするだけで「気療筋肉」を鍛えることができるのです。

Q　では、心臓も鍛えて「気療筋肉」になるのですか？

A　もちろんです。心臓も「瞬間収縮と拡張」の繰り返しによって「気療筋肉」になると考えられます。ちなみに運動による心臓の働きとはまったく違います。運動の場合は、脈の「急ぎ打ち」と、「急ぎ呼吸」です。つまり、運動のための酸素の要求です。

これに対して、気療ハンドは、脈の「ゆったり打ち」と、「ゆったり呼吸」です。つまり癒すための「酸素要求」です。

Q　なるほど。気療エクササイズや気療ヒーリングを受ける人も気療筋肉を鍛えることができますか？

A　はい。気療ハンドで気療ヒーリングする人も、受ける人も、体内で同じ気療現象が起きますから。

Q　では、気療呼吸とはなんですか？

A　気療呼吸は重要なので、１１８ページの４の項で、科学実験データに基づいて説明します。

Q　はい。わかりました。最後にもう1度、気療筋肉と原子核のエネルギーについて説明していただけますか？

A　次の項で気療ハンドの「起承転結」を説明します。

3　気療ハンド（太古の手のひら）の「起承転結」が、「自他治癒力」を高める

Q　起承転結ですか？

A　そうです。スローガン的に簡単に説明します。

（起）「気療ハンド」

太古の脳幹を呼び起こすので、「太古の手のひら」ともいいます。

（承）「太古の脳幹」

気療ハンドにすることにより、私たちの「現在の脳幹」の中に遺伝情報として眠っている「太古の脳幹」が呼び起こされます。脳幹は「活性化」して強い生きる指令を体内に発します。

（転）「原子核のエネルギー」

活性化した脳幹は、原子核のエネルギーの核力の「引力・斥力」を強くします。そして、核反応による「核融合」、体内1兆分の1㎝のレベルでの「核爆発」が起きます。この核融合の爆発は、何も感ずることはできません（仮説）。

（結）「気療筋肉」

強い核力の「引力・斥力」は、筋肉細胞の「瞬間収縮硬直と弛緩」と連動して「気療筋肉」をつくると考えられます。「気療筋肉」が、病気やケガ・傷などを積極的に改善させ、病気を予防する「自他治癒力」を身につけます。

4　気療ハンドによる気療呼吸（内呼吸）

まずここで強調したいことは、一般的にいわれている「呼吸法」は一切使わないということです。つまり「吸ったり」「吐いたり」の外呼吸である意識呼吸はしません。気療にとっては、呼吸法は不要です。また無用でもあります。気療の場合は、気療エクササイズや気療ヒーリングをするときに、気療ハンドを使うだけです。

気療ハンドを使うときに「吸ったり」「吐いたり」する外呼吸は、自然呼吸または「無意識」の呼吸です。外呼吸より大切なことは、「内呼吸」であり、「細胞呼吸」です。

気療ハンドにすることにより、全身の「骨格筋・内臓・心臓」などのミクロの筋肉細胞の「瞬間収縮硬直と弛緩」が起こると考えられます。このミクロの筋肉細胞の「瞬間収縮硬直」のときにエネルギーが必要となります。このエネルギー源にはブドウ糖と酸素が必要となります。

ブドウ糖と酸素が反応して二酸化炭素に変わります。この際にエネルギーが発生します。この発生したエネルギーによって、ミクロの筋肉細胞の「瞬間収縮硬直」と「弛緩」が起こるのです。

つまり、気療筋肉をつくる「エネルギー源」です。この気療筋肉が生理機能としての気療生命エネルギーの一つになります。この際、細胞の中のミトコンドリアが重要な役割をはたします。

ミトコンドリアは、酸素を必要とする生命エネルギーの「生産」の場所です。ミトコンドリアは、酸素を要求していますから、体内での「酸素不足」は健康に支障をきたします。ミトコンドリアの「増殖と活発化」が、健全な体にしてくれるのです。

気療ハンドにすることにより、筋肉細胞の呼吸が自《みずか》ら盛んになります。故《ゆえ》に筋肉細胞の酸素不足状態が続くことは、決してよくありません。ミトコンドリアの機能低下につながります。

では次の表14「実験Ⅰ：神沢氏の気療中の生理学的なデータ1」をご覧ください。

Q　表14の科学実験のデータが意味することはなんですか？

A　まずは、この表を「マクロの視点」で解釈するか、「ミクロの視点」で解釈するかによって大きく違ってきます。

Q　どういうことですか？

A　では、表14の実験データに従って、順次説明します。

まずこの表14の意味することは、目には見えないミクロの細胞レベルで、体内に起きた現象を測定して可視化したデータだということです。マクロ化して波形として表現したものです。

つまり「電気の働き」を使って筋肉細胞の変化を測定した波形です。この測定結果を「マクロの視点」で解釈する人がほとんどです。

Q　マクロの視点では、この表の解釈はどうなるのですか？

A　では、「マーク」の欄を見てください。開始前の安静閉眼、真ん中の欄が気療中、そして終了後が安静閉眼です。安静閉眼は、外界からの刺激をできるだけ受けないためにそうします。

次に「腹部呼吸」の欄をご覧ください。腹部呼吸は、腹筋の動きを測定するため、電極を付けた腹帯

表14　実験１　神沢氏の気療中の生理学的なデータ１

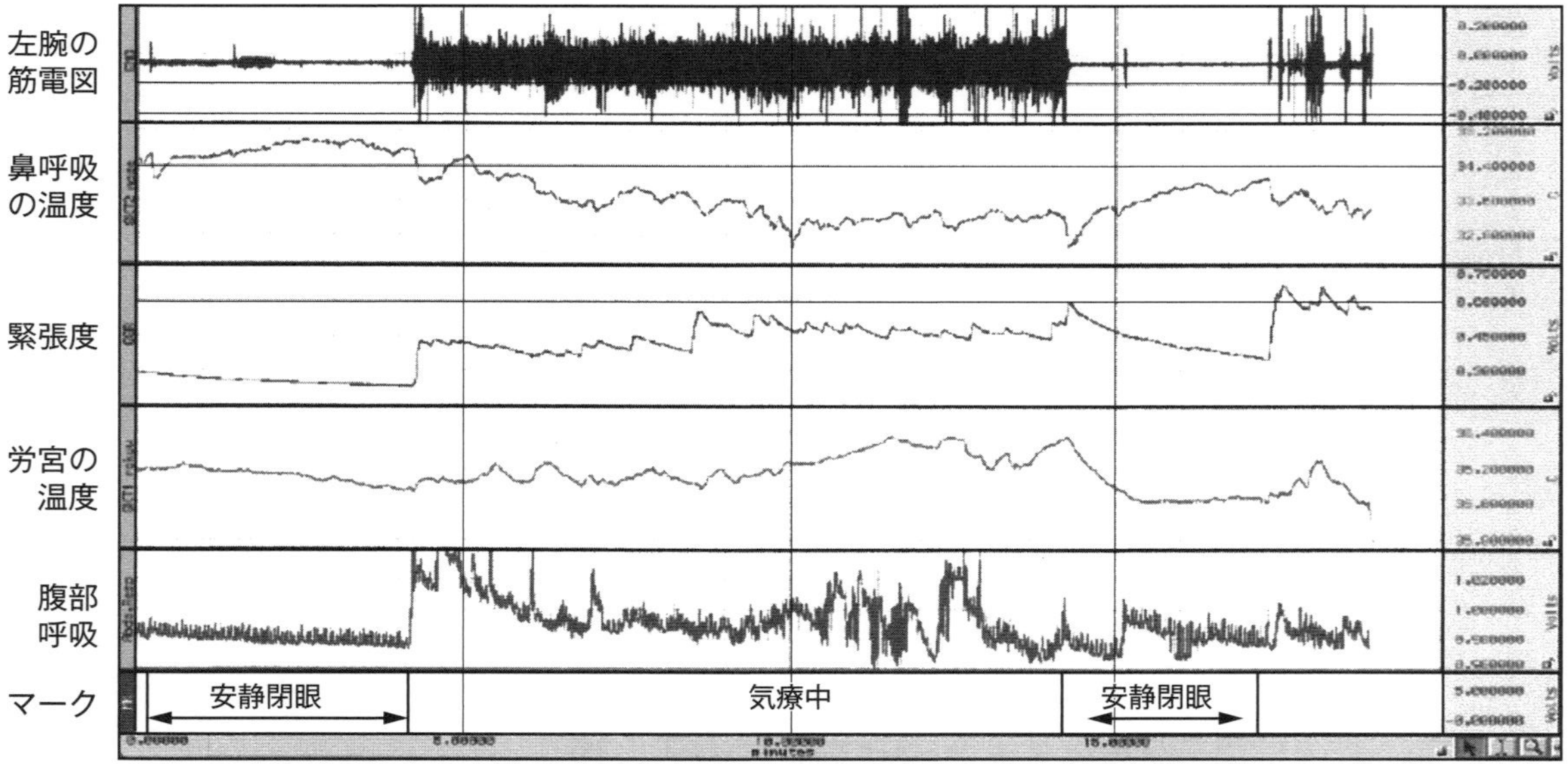

外呼吸（自然呼吸） 内呼吸（細胞呼吸）	気療呼吸（内呼吸） 筋肉細胞の「瞬間収縮硬直と弛緩」 （細胞呼吸［内呼吸］が、盛んになること） ミトコンドリアの「増殖と活発化」 （細胞呼吸［内呼吸］が、盛んになること）	外呼吸（自然呼吸） 内呼吸（細胞呼吸）

を腹巻状に私の体に装着しました。これは、呼吸法を前提にして「腹筋」の動きを測定するためでした。

　気療中の波形を見てください。この波形が「腹筋の動き」であるととらえて、「呼吸法」または、「特殊な呼吸法」を使っていると解釈したのだと考えられます。これが「筋肉レベル」の「マクロの視点」です。

Q　呼吸法を使っているのではないのですか?

A　断言します。呼吸法はまったく使っていません。私が吸ったり吐いたりする外呼吸は、「自然呼吸」です。「無意識呼吸」です。

Q　では、気療中の「波形」はなんですか?　説明してください。

A　気療中の波形は、ズバリ腹筋細胞の「瞬間収縮硬直と弛緩」を表しています。

Q　では一番上の「左腕の筋電図」の気療中の波形の違いはなんですか?

A　「腕の筋肉」と「腹筋」には、同じ骨格筋でも役割に違いがあります。腕の筋肉には動かす役割、腹筋には内臓を保護するという役割の違いがあります。特に腹筋には脂肪が多いため、波形に違いが出ます。

Q　なるほど。わかりました。では、実験状況と結果の解析内容を説明してください。

A　実験の準備ができると、私の気療ハンドとA氏との気療生命エネルギー（原子核のエネルギー）の瞬間伝達交流が開始されます。私は、安静閉眼の状態から目を開いて、フリーハンドから気療ハンドにしました。

その瞬間に「左腕の筋電図」の波形と腹部の呼吸の波形が、同時に大きく変化しました。この同時に発生した波形は、全身のすべての筋肉細胞の「瞬間収縮硬直と弛緩」が一斉に起きたことを意味しています。私の気療ハンドを受けたＡ氏の全身にも、同様なことが起きたことを意味しています。

Q　これが「超ミクロの視点」ですか？

A　その通りです。ここで特に注目したいのが、気療ハンドにした瞬間、筋肉の筋肉細胞が「ピン」と跳《は》ね上がった最初の「波形」です。

Q　この上に跳ね上がった波形は何を意味するのですか？

A　例えば、冬場によく体験する静電気を考えてみてください。強ければ痛いですよね。そのとき、筋肉細胞が「瞬間収縮硬直」しています。もう一つ「ＡＥＤ（体外式自動徐細器）」の機械を心臓の上の筋肉に当てれば、その瞬間に胸が、「バウンド」しますよね。それは、胸の筋肉細胞が「瞬間収縮硬直」をして「バウンド」し、それから筋肉細胞が「弛緩」したのです。

Q　なるほど。それでフリーハンドから気療ハンドにした瞬間に、気療電源がスイッチオンとなり、強い気療電流が全身に流れ出し、腹筋の筋肉細胞の「瞬間収縮硬直」と「弛緩」が起きたわけですね。この「弛緩」が、胸の筋肉が「バウンド」するのと同じというわけですね。

A　そう考えられます。よく理解しましたね。超ミクロの筋肉細胞が、マクロ化したのが筋肉です。つまり、気療ハンドによる超ミクロのマクロ化現象でしょう。

Q　わかりました。では気療呼吸とはなんですか？

A　気療ハンドによって起こる筋肉細胞の「瞬間収縮硬直と弛緩」が、自らの筋肉細胞の呼吸を盛んにする、つまり筋肉細胞自ら内呼吸（組織呼吸）を盛んにすることを、「気療呼吸」と呼びます。そして細胞呼吸（ガス交換）が盛んになることも「気療呼吸」と呼んでいます。

Q　では、気療呼吸は、筋肉細胞を鍛える「力」となるわけですか？

A　その通りです。筋肉細胞がマクロ化して、筋肉となります。マクロ化した筋肉が「気療筋肉」です。簡単にいえば、「フリーハンド」から「気療ハンド」にし続けることで、普通筋肉から「気療筋肉」になるということです。「気療筋肉」が「自他治癒力」の源泉となります。そして「自他治癒力」が身につきます。

第7章　体内の物理機能と生理機能の働き

1　体内の物理機能の働き

①原子の組み替え――「電子の移動・増減」

Q　原子の組み替えとは、なんですか？

A　次の表15「体内の気療現象の原理（体内の物理機能）」をご覧ください。

私たちの体は、日常の生活の中で、生命電流（生体電流）を働かせながら生きています。それと同時に「電子の移動・増減」による「化学反応エネルギー」の働きがあって生きています。

Q　電子の移動・増減とは、なんですか？

A　電気はプラスからマイナスへ、電子はマイナスからプラスへと、互いに逆に流れます。電子は流れたり、増えたり、少なくなったりします。これを「電子の移動・増減」といいます。この「電子の移動・増減」が、原子の組み替えという「物理の化学反応エネルギー」となります。

Q　では、私たちの体は、化学反応で生きているわけですね。

A　その通りです。

Q　では、フリーハンドから気療ハンドにすると、どうなるのですか？

A　気療ハンドにすると、気療電源がスイッチオンとなり、生命電流から強い気療電流に変わります。

表15　体内の気療現象の原理（体内の物理機能）

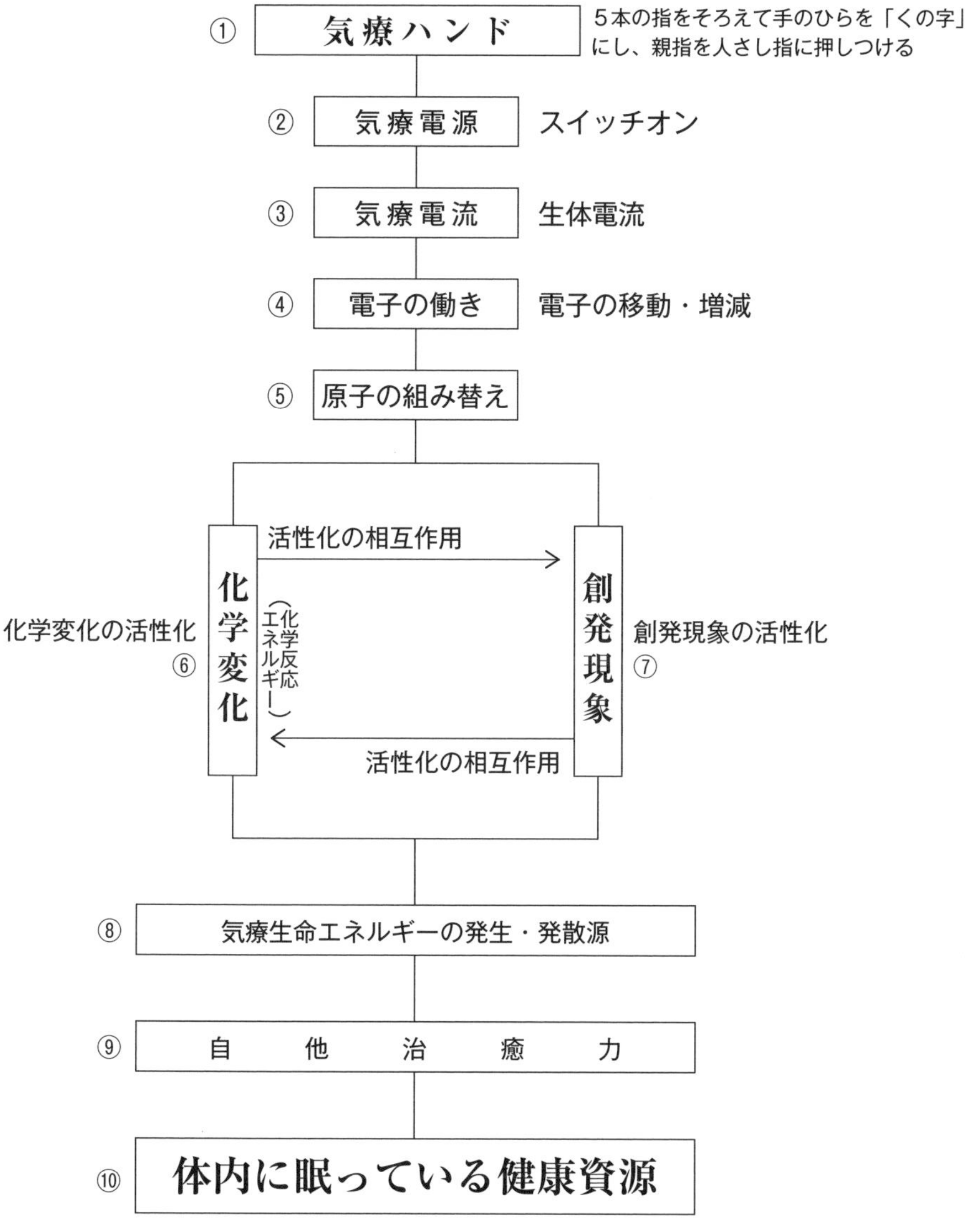

強い気療電流が、体内（全身）に流れて、同時に「電子の移動・増減」が活発化すると考えられます。

同時に「原子の組み替え」が盛んになり、「化学反応」が強くなります。この化学反応が「気療生命エネルギー」の一つになります。

Q　この物理の化学反応エネルギーも、「自他治癒力」を高める気療生命エネルギーの一つになるわけですね。

A　そうです。なお詳細は、拙著『気療講座2　「気療現象の原理」の発見』を参照していただければ幸甚です。

Q　わかりました。

②原子核のエネルギー

私たちの体は、原子核をもとに成り立っており、原子核のエネルギーをもとに生きています（仮説です）。

(イ)　核力「引力と斥力」エネルギー——パイ中間子

66ページの第4章「気療生命エネルギーの『発生・発散源』の仕組み」で説明していますので、ここでは、割愛《かつあい》します。なお、拙著『気療講座2　「気療現象の原理」の発見』をご参照していただければ幸いです。

同書の基礎としているのが、素粒子に基づく超ミクロの「特殊な引力・斥力」です。核力は、この超ミクロの「特殊な引力・斥力」と同じ意味です。

（ロ）核反応「原子核反応」エネルギー――「電子と原子核の衝突」

66ページの第４章「気療生命エネルギーの『発生・発散源』の仕組み」で説明してありますので、ここでも割愛します。本書では、目には見えない超・超・超ミクロの１兆分の１㎝の「原子核」のレベル（世界）で、体内に核反応（原子核反応）が起こると類推します。つまり「電子と原子核」の「衝突」により、核融合（核爆発）が起こると類推しているのです。核反応も気療生命エネルギーのもとになります。ただ、これはあくまで仮説です。

２　体内の生理機能の働き

①生理の化学反応エネルギー「ミトコンドリアの増殖と活発化」

67ページの表９「気療生命エネルギーの発生・発散源の仕組み」をご覧ください。

Ｑ　物理機能の働きについては、すでに説明していただきました。今まで考えてもみなかった世界ですね。この物理機能の上に生理機能があるということですか？

Ａ　その通りです。基本的に物理も生理もすべてが、化学反応なのです。

Ｑ　では、生理の化学反応の主たるものは、なんですか?

Ａ　それは、60兆個の1個1個の中に存在する「ミトコンドリア」の働きです。ミトコンドリアの働きで、私たちは生きていけます。それは呼吸です。

この呼吸（内・外）も「生理の化学反応」です。呼吸をしなければ、私たちは死にます。

Ｑ　「ミトコンドリア」の働きは、生命エネルギーを生産することですか?

Ａ　そうです。ミトコンドリアによる「生理の化学反応」が弱くなれば、ミトコンドリア自体が機能の低下をもたらして病気になります。

Ｑ　気療ハンドとミトコンドリアの関係はどうなっていますか?

Ａ　気療ハンドを使えば使うほど、ミトコンドリアの「増殖と活性化」を促します。相手（人や動物など）のミトコンドリアの増殖を促すのです。

Ｑ　ミトコンドリアの「増殖と活発化」も「生理の化学反応」なのですね。ミトコンドリアも「自他治癒力」を向上させ、体調不良・ケガ・傷などに効果があるわけですね。病気の予防にもなるということですね。

Ａ　その通りです。

第8章　「癒しの三調整の原理」と「癒しの心身調整」

この章では「癒しの三調整の原理」と「癒しの心身調整」について、簡単に説明します。詳細は拙著『気療講座　自他治癒力を身につけよう』を参照していただければ幸いです。

1　「癒しの三調整の原理」

①「癒しの三調整の原理」の科学実験データ

90ページの表11「実験3：神沢氏、気療ハンドによる実験データ［その1］（筋肉細胞を中心として）」を再度ご覧ください。

Q「癒しの三調整の原理」の「科学実験データ」の意味を説明してください。

A　まず表11のマークの欄の「安静閉眼」は、気療開始前の状態です。次に「左腕の筋電」の欄をご覧ください。

気療開始前の波形は「普通筋肉」です。普通筋肉の筋肉細胞の「収縮と弛緩」の波形は、上・下の幅が小さい状態です。

手はフリーハンド状態でリラックスしています。実験開始の指令と同時に気療ハンドにしました。すると左腕の筋肉細胞の「瞬間収縮硬直と弛緩」が始まりました。そうすると波形が大きくなります。これは筋肉細胞の「弛緩」を意味します。

つまり普通筋肉から「気療筋肉」になったことを意味しています。このことは、全身の筋肉細胞（骨格筋・内臓筋・心筋）の「瞬間収縮硬直と弛緩」を意味しています。全身のミクロの筋肉細胞がマクロ化して「気療筋肉」になったということです。

Q　まさにミクロのマクロ化現象ですね。筋肉細胞自らの気療呼吸（内呼吸）の始まりですね。そしてミクロの「筋肉細胞の調整」からマクロの「筋肉調整」になるわけですね。

A　そうです。次に「額の血流量」と、「首の血流量」をご覧ください。「筋肉細胞の瞬間収縮硬直」が始まった瞬間、「額と首」の血流量の波形が大きくなりました。これは、全身の血流量が多くなったことを意味します。

Q　素晴らしいですね。気療ハンドにした瞬間に血流量が多くなり、全身の「血液循環」が良好になったということですね。これが「血流調整」ですね。

A　その通りです。これも気流電流と感覚硬直神経（気療神経）の働きです。次に心拍数の欄をご覧ください。

気療ハンドにすることで、全身の筋肉細胞の「瞬間収縮硬直と弛緩」が始まり、同時に心臓の心筋も「瞬間収縮と拡張」が始まります。心拍数の欄の波形も大きくなっています。

この波形は、心臓（心筋）の「収縮と拡張」が大きくなり、血液を送る量が多くなったことを意味します。そのため、肺呼吸と心臓の心拍数に変化が起きます。

気療では、その変化を、肺の「ゆったり呼吸」と、心臓の「ゆったり打ち」と呼んでいます。「ゆったり打ち」は、手首の脈拍で確認できます。脈拍の打ち方の変化を確認します。

Q　すごい科学実験データですね。

A　その通りです。この実験データに基づいて、筋肉細胞（筋肉調整）、血流調整、細胞呼吸調整（呼吸調整）を合わせて「癒しの三調整の原理」と呼んでいます。

Q　なぜ、原理なのですか？

A　気療ハンドにより、さまざまな気療現象が起きます。気療現象を原理的にとらえると、説明しやすいからです。なにせ、気療現象は言葉もなく理論もなく、説明ができないからです。

Q　気療現象を原理化することで、摩訶不思議、超能力、特殊能力、特別能力といった見方、考え方がなくなりますね。誰でもできますね。

A　そうです。うれしい限りです。

②「癒しの三調整の原理」の発見

次の表16「癒しの三調整の原理」をご覧ください。

Q　前項の「表11　科学実験のデータ」をもとにしてできたのが、この表ですか？

A　そうです。この科学実験のデータがなかったら発見できなかったたし、「癒しの三調整の原理」は成り立ちません。簡単に説明します。

表16 癒しの三調整の原理

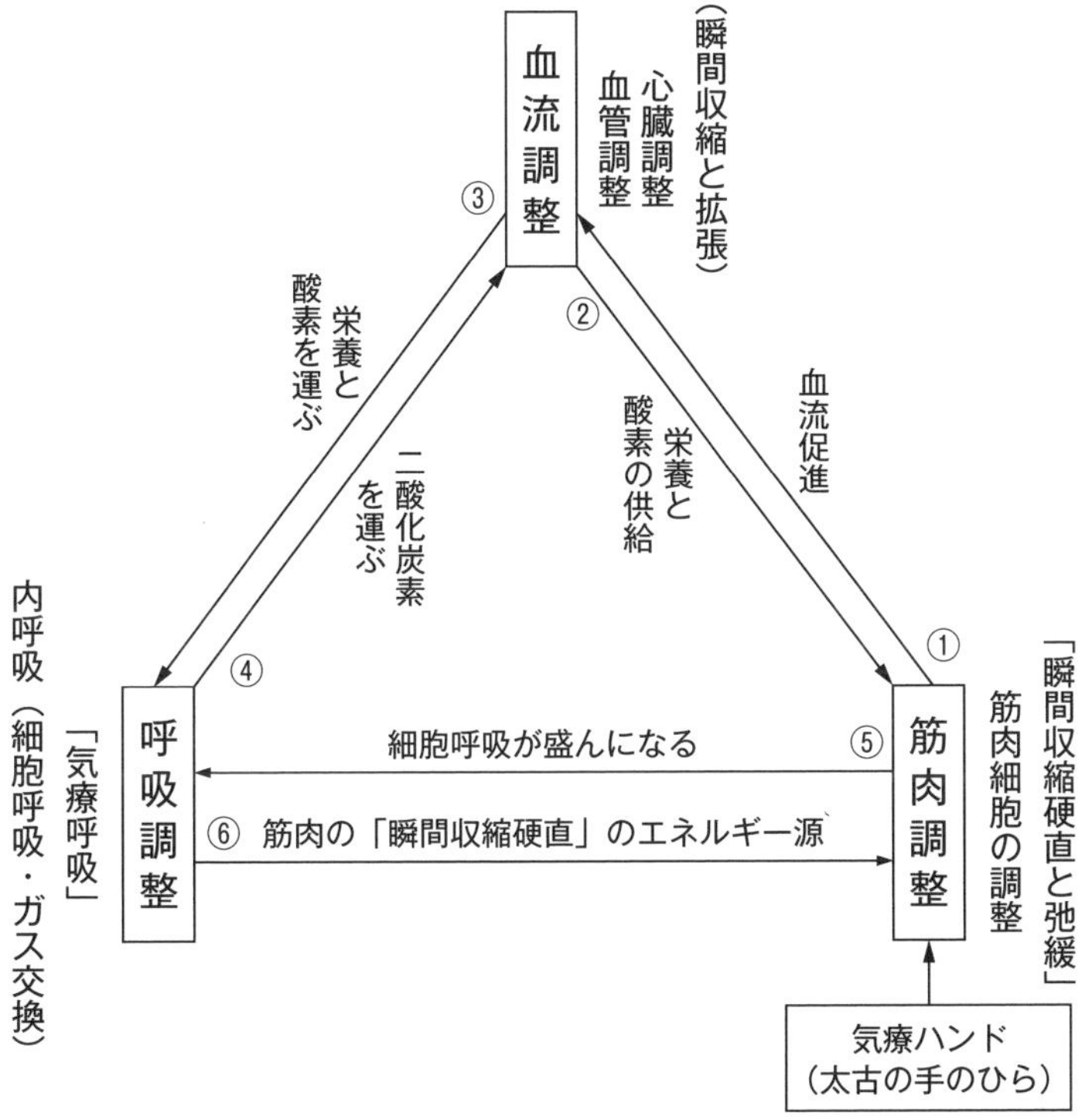

（イ）「筋肉調整」と「血流調整」

筋肉調整は、気療ハンド（太古の手のひら）にすることで、全身の筋肉細胞の「瞬間収縮硬直と弛緩」が起こり、血流を促進します。血流調整は、全身の筋肉細胞に「栄養と酸素」を供給します。心臓の心筋細胞にも「栄養と酸素」を供給します。それと同時に心臓の心筋細胞に「瞬間収縮と拡張」が起こると考えられます。こうして「心臓（心筋）調整」と「血管調整」が働き出します。

（ロ）「血管調整」と「呼吸調整（気療呼吸）」

血流調整は、「栄養と酸素」を運び、二酸化炭素を体外に排出するため、血流によって「ガス交換」をします。そして呼吸調整は、空気を「吸ったり」「吐いたり」する「外呼吸」と、細胞が酸素を取り入れて二酸化炭素を排出する「内呼吸」があります。

ここで重要なのが「内呼吸」です。内呼吸は、細胞呼吸（ガス交換）のことをいいます。または組織呼吸ともいいます。

気療ハンドによって細胞呼吸が「盛んになる」ことを「気療呼吸」と呼んでいます。つまり気療呼吸は体内で超ミクロの細胞呼吸が積極的に盛んになることです。体内療法の主な一つになります。

（ハ）「呼吸調整」と「筋肉調整」

呼吸調整は、内呼吸（細胞呼吸）である「気療呼吸」を重視します。「吸ったり」「吐いたり」する外呼吸は、気療では「自然呼吸」です。呼吸法は一切使いません。

気療呼吸は、筋肉細胞が自ら積極的に呼吸を行います。ミトコンドリアが積極的に酸素を取り入れて、自ら増殖し活発化するのです。そして筋肉細胞の「瞬間収縮硬直」のエネルギー源となり、「気療筋肉」となります。これが「筋肉調整」です。

Ｑ　なるほど。「癒しの三調整の原理」は、科学実験のデータの「解析」から生まれたのですね。つまり、科学的根拠があるわけですね。よくいわれている「エビデンス」ですね。まさしく「癒しの三調整の原理」は発見ですね。

Ａ　そうです。気療ハンドにすれば、誰もが「癒しの三調整の原理」を起こすことができます。ですから、気療ハンドによるさまざまな気療現象は、摩訶不思議、超能力、特殊能力、特別能力などではありません。

Ｑ　わかりました。

２　「癒しの心身調整」

癒しの心身調整には、７つの調整方法があります。ここでは簡単に説明します。拙著『気療講座　自他治癒力を身につけよう』を参照していただければ幸いです。

Ｑ　７つの心身調整とはなんですか？

Ａ　順次わかりやすく簡単に説明しましょう。

①筋肉調整

筋肉細胞の「瞬間収縮硬直と弛緩」の働きにより、全身の血液循環がより良好になります。そして

「普通筋肉」から「気療筋肉」になります。

②血流調整

筋肉調整に連動して、心臓（心筋）と血管がやわらかく拡張して、血液がゆったりと流れます。

手首の脈拍が「ゆったり打ち」となります。

③呼吸調整——気療呼吸（内呼吸）

気療エクササイズや気療ヒーリングは、気療ハンドを使いますが、外呼吸は自然呼吸（無意識呼吸）です。大切なのは、筋肉細胞の呼吸が「積極的に盛んになる」ことです。これを気療呼吸と呼んでいます。

気療呼吸は体内で細胞自ら積極的に酸素を求めますから、自然呼吸で深い呼吸になります。脈拍の「ゆったり打ち」と並行して「ゆったり呼吸」になります。

④免疫調整

免疫調整は、「癒しの三調整の原理」の働きと、ホルモン調整、体温調整、心の調整などが総合的に作用して、免疫を高めると考えられます。自他治癒力の源泉です。自他治癒力を高めるのが、「免疫」の力です。

つまり、癒しの心身調整を総合的に高めることを「積極的免疫力」と呼びます。この「積極的免疫力」が、生理機能としての自他治癒力の源泉となります。

⑤ホルモン調整

私たちの体内では、超ミクロのホルモンが、２２０種類以上発見されています。まだまだ発見されるとのことです。

人体は驚異のミクロの巨大な「ネットワーク」になっています。人体はいろいろな臓器の集合で成り立っています。これらの臓器からいろいろホルモンが分泌され、血流にのってそれぞれの臓器に送られます。そうやって互いに影響し合っています。たとえていえば、各臓器によるホルモン会議ですね。

各臓器は筋肉細胞でできていますから、全身（骨格筋・内臓筋・心筋）の筋肉細胞は、気療ハンドによって「気療筋肉」になります。「気療筋肉」は、ほどよいホルモンの分泌を促します。これが気療ハンドによる「ホルモン調整」と呼んでいるものです。「ホルモン調整」も「自他治癒力」の一つの源泉となります。

⑥体温調整――基礎体温を上げる

では、90ページの表11をご覧ください。

「労宮の温度」の欄の「波形」をご覧ください。労宮は、手のひらの真ん中を指します。

科学実験で左手の労宮に電極を装着して体温の変化を測定します。すると気療ハンドにした瞬間から波形に変化が出ました。そして時間の経過とともに温度が上昇していきます。これは、手だけではなく全身の体温が上がっていることを意味しています。

実際に体験したことをお話しします。それは、テレビ番組のロケでのことです。

場所は氷点下のロシア国です。寒い中でのヒグマとオオカミの気の交流です。２枚重ねの手袋をしても、両手は寒さでかじかんでいました。ヒグマとオオカミとの対決後は、手のひらと全身は温かくポッ、ポッとしていました。これは気療ハンドによる「気療筋肉」が、血流を起こして体温を上げたのです。

この体温の上昇のエネルギー源は、「原子核のエネルギー」だと思われます。気療塾学院の塾生になった方によくいう台詞《せりふ》があります。

「入塾したときは冷たき女でも、やがて熱き女になり、気療師になる頃には、炎の女になる」と。気療ハンドによって、冷え性はかなり改善されるということです。

⑦心の調整

気療エクササイズや気療ヒーリングを終えたとき、みな一同に目は大きく開き、顔の表情が明るくなります。これは「癒しの三調整の原理」の働きと免疫調整、ホルモン調整、体温調整などの総合調整によって、全身がリラックスして楽になり、心が明るくなるからです。

体調不良・ケガ・傷、ストレスなどによって、普通筋肉は緊張して硬くなっています。筋肉細胞の「収縮と弛緩」が弱くなり、血液循環が悪い状態となって悪循環の状態になっているのです。

気療ハンドにより「気療筋肉」になり、悪循環から良好な循環となります。これで心が明るくなるのです。これを「心の調整」と呼びます。

なお、「重箱の隅を楊枝でほじくる」という成句（フレーズ）があります。気療をすると、細かいことにこだわるのが馬鹿馬鹿しくなって、おおらかになる人が多く見受けられます。

Q　なるほど。気療は素晴らしいですね。

A　難しいので気療理論から外しましたが、気療ハンドが「酵素」の働きにもよい影響を与えているのではないかと、推測しています。

第9章　気療ハンドが体内療法を可能にする

1　「原子核」が、私たちの体のもとである――「原子核のエネルギー」

次の表17「人体の超ミクロとマクロの関係（人体の階層構造）」をご覧ください。

Q　この表17は、なんですか？

A　この表が意味するところは、すでに説明してきたので省略します。ここで多くの人たちに知っていただきたいことは、私たちの体を細分化していくと、行き着いたところが目には見えない1兆分の1cmの原子核だということです。つまり気療ハンドによる気療現象の源泉は、「原子核」と「原子核のエネルギー」です。気療理論の着地は、「原子核」と「原子核のエネルギー」だということです。

Q　なるほど。星や地球、生物などと同様に、私たちの体も「原子核」と「原子核のエネルギー」だということが、究極の着地点というわけですね。

A　その通りです。そして「原子核のエネルギー」すなわち「核力（引力と斥力）エネルギー」と「原子核反応エネルギー」が、超ミクロのエネルギーとして、人体の階層構造に従って「マクロ化現象」となるのです。

Q　これが気療生命エネルギーの基礎的エネルギーになるわけですね。

A　そうです。次項で説明しますが、「原子核」と「原子核のエネルギー」を療法のもとと考えるのが「体内療法」です。つまり、体内療法は、「原子核」にあるのです。

表17　人体の超ミクロとマクロの関係（人体の階層構造）
（超ミクロはマクロを制す）

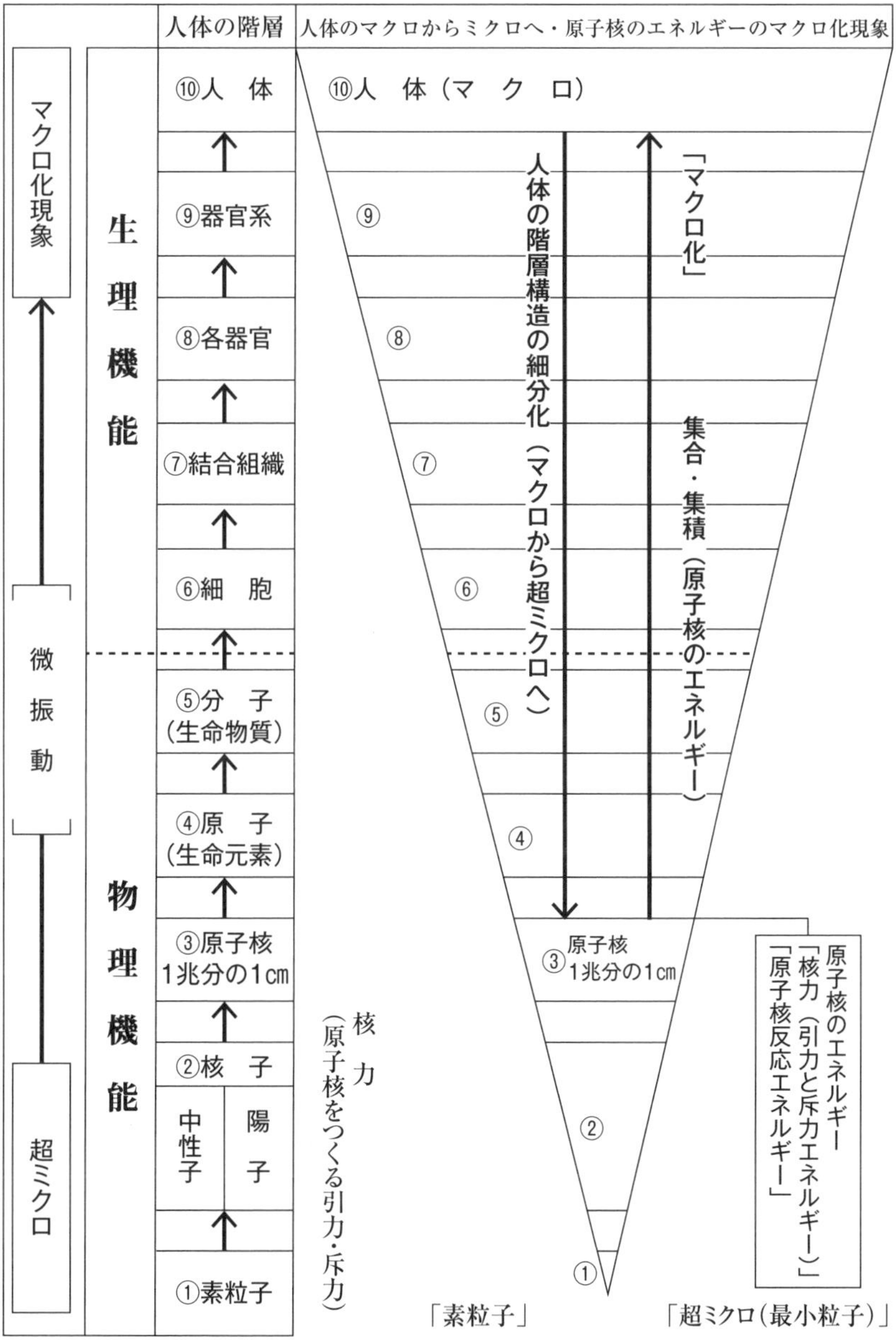

2 「原子核のエネルギー」が、細菌やウイルスなどを制する――「体内療法」

次の表18「気療ハンドと原子核のエネルギー（人体の階層構造）」をご覧ください。

この表の意図（意味）は、私たちの体内のミクロ「細胞・分子・原子・原子核」のレベルが、体内療法の根拠（基本）であるということです。「体外療法」が現在の「癒しの仕組み」の根幹であるとすれば、「体内療法」は「未知なる癒しの仕組み」の根幹です。

Q　改めて質問しますが「体外療法」とは具体的にどういうことですか?

A　体外から体内への療法です。病気やケガ・傷などを負った場合、薬・痛み止め・手術・ワクチンなど、体の外から患部の治療をするのが「体外療法」です。病気の予防も体外療法になります。

Q　では、体内療法とはなんですか? 具体的に説明してください。

A　直球（ストレート）できましたね。気療ハンドを使って「原子核のエネルギー」を活用して「患部」を癒します。「原子核のエネルギー」が、体内療法の「究極の一点」です。

Q　そうですか。

A　逆に質問しますが、病気やケガ・傷などの患部をどう考えますか?

Q　さあ、よくわかりません。

A　よく考えてみてください。患部をマクロの（大きな）視点で漠然と考えていませんか?

表18　気療ハンドと原子核のエネルギー（人体の階層構造）

［気療ハンド　＝　太古の手のひら］

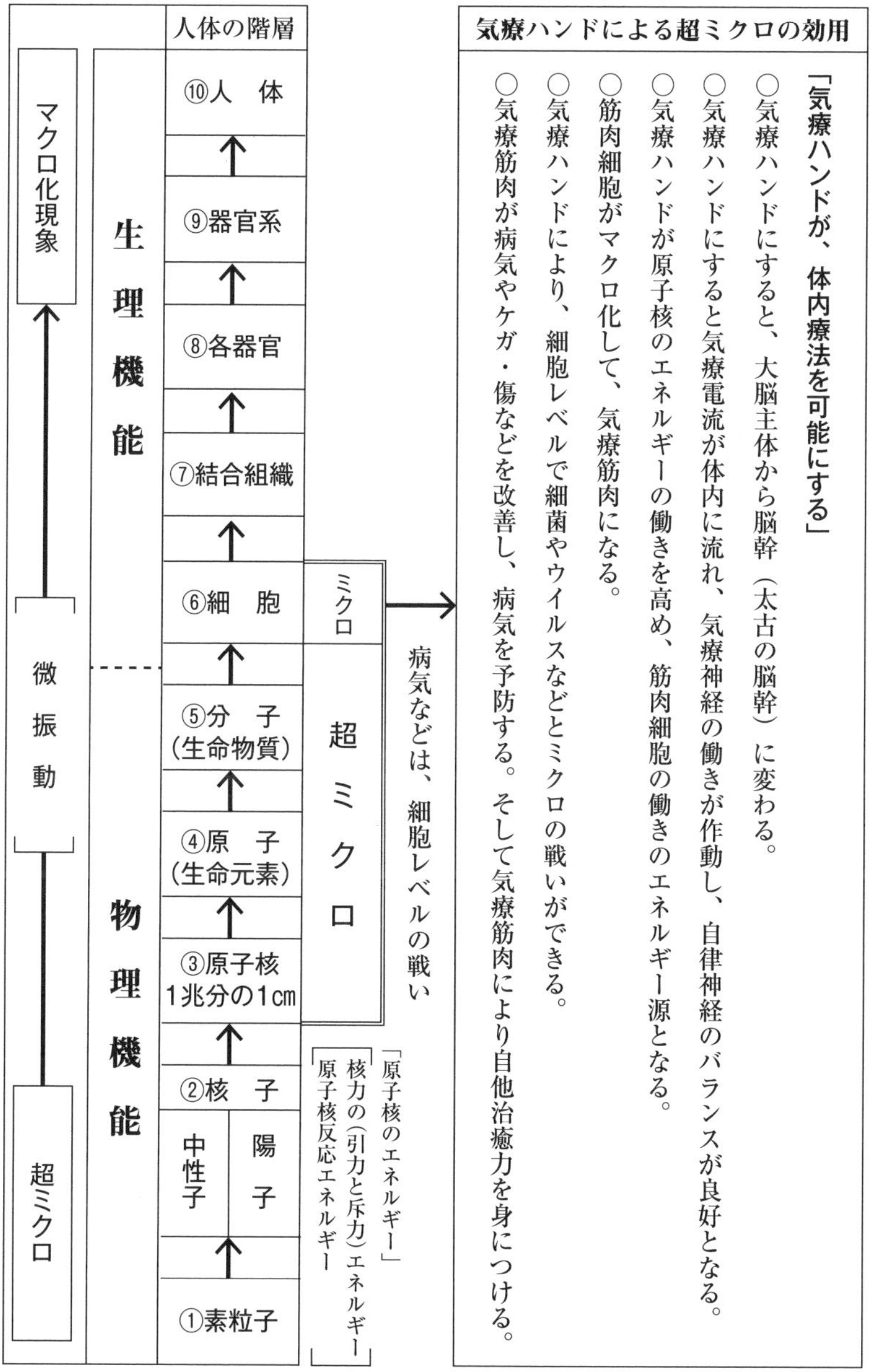

Q　そういわれてみれば、マクロ的に漠然と考えていますね。

A　病気になったとき、ケガをしたとき、手術をした内臓の傷など、ダメージを受けるのは細胞です。つまり患部のダメージは、細胞のダメージなのです。

２０２０年４月、新型コロナウイルスの流行により、全国的に緊急事態宣言が発令されました（５月25日に解除）。世界中でも大流行（パンデミック）しています。新型コロナウイルスによる肺炎で多くの人が、亡くなっています。

肺炎という患部では、新型コロナウイルスによって肺の細胞がダメージを受けています。コロナウイルスに勝てば生きられ、負ければ死にます。まさに肺炎は細胞レベルの「ミクロの戦い」です。

Q　大変な国難というべき時期でしたね。細胞の「ミクロの戦い」についてはわかりました。

A　いま（２０２０年８月）、新型コロナウイルスに効《き》く特効薬がなく、世界中の研究者がワクチンを開発中です。ワクチンを投与するのは、体外から体内への体外療法です。

Q　なるほど。わかりました。それで「体内療法」とは、なんですか？

A　再度、表18「気療ハンドと原子核のエネルギー（人体の階層構造）」をご覧ください。⑥の細胞を「ミクロ」とします。⑤分子、④原子の、１億分の１㎝よりはるかに小さい超・超・超ミクロの原子核１兆分の１㎝をご覧ください。

Q　「原子核」のサイズは、気の遠くなるような極小サイズですね。極小サイズの原子核から、私たちの体はできているんですね。

A　そうです。「原子核のエネルギー」については、前に説明していますので省略します。

Ｑ　わかりました。

Ａ　私たちの体の細胞は、細菌やウイルス、雑菌などと日々戦って、生命を守っています。これが免疫力（治癒力）です。

Ｑ　地球防衛軍になぞらえれば、免疫は人体防衛軍ですね。

Ａ　その通りです。病気やケガ・傷などによって、ダメージを受けた細胞を直接、体内で応援したり、病気と直接対決できるのが「原子核のエネルギー」の力です。

　気療ハンドによって、「原子核のエネルギー」が強くなります。すると体温が上がり、積極的免疫力（治癒力）が強くなります。それによってダメージを受けた細胞が修復されます。患部が消えて病気やケガ・傷などが癒されます。

Ｑ　それが「体内療法」ですか？

Ａ　そうです。つまり体内での「ミクロの戦い」に打ち勝つことです。

Ｑ　よくわかりました。体内療法とは「未知なる癒しの仕組み」のことだったのですね。

Ａ　その通りです。

Ｑ　それと、一つ質問しますが、普通筋肉から「気療筋肉」になれば、「積極的免疫力」が高まり、自他治癒力が身につくわけですね。そうすれば、いろいろな病気に対する抵抗力がつきますし、病気の予防にもなりますね。そうなれば、体内でのミクロとミクロの勝負（対決）に負けないですね。

Ａ　その通りです。

３　１００年前のスペイン風邪について

Q　１００年前のスペイン風邪がどうしたのですか?

A　実は、１９１８年に世界中に大流行（パンデミック）した「スペイン風邪」が原因で、私の祖母と叔母１人が亡くなりました。

Q　そうなのですか。

A　なぜ「スペイン風邪」をもち出したのかといいますと、気療は、「気療ハンドで自他治癒力を身につけよう」というのが基本的「理念」です。

自他治癒力は「積極的免疫力」の向上を意味しています。当時、もし気療ハンドが普及していたら、祖母と叔母は助かっていたかもしれないし、軽症で済んだかもしれないという思いがあります。

Q　それで「新型コロナウイルス」と「スペイン風邪」が重なったのですね。

A　そうです。新型コロナウイルスによる「全国緊急事態宣言」の発令中に本書を書き終わるのも、何か不思議な気持ちです（執筆を２０２０年5月に終えた）。

Q　今まで気療（気療ハンド）に関する詳しい説明を受けてきたので、その気持ちはよくわかります。一般の人に早く気療ハンドを知ってもらいたいですね。

A　同感です。コロナ禍に本書を執筆し、書き終えたことに奇《く》しき因縁を感じます。

気療の理念

一、自助　自分の健康は自分で守る

一、互助　人の健康に役立てる

一、自制　生理機能・物理機能に徹する

○気療ハンドで健康になろう！

・気療ハンドで病気やケガが癒される

・気療ハンドで病気を予防する

○気療ハンドで自他治癒力を身につけよう！

○気療ハンドの常識化をめざせ！

○気療ハンドエネルギーで
「気療筋肉」をつくろう！

4　気療ハンドとフリーハンドの役割の違い

次の表19「『気療ハンド』とフリーハンドの対比」をご覧ください。

この表は、気療ハンドが起こす体内の超ミクロの「物理現象」と「生理現象」を、科学実験データに基づいて表したものです。このデータの分析に基づいて、気療ハンドによる長所（利点）を項目別に列挙しています。

Q　この表は、気療ハンドが起こす体内の超ミクロの気療現象を、科学実験のデータに基づき、分析・解析したものですか？

A　その通りです。気療ハンドの気療現象を項目別に列挙してみます。

1　「気療電流」……生命電流から気療電流に変わる

2　「原子核のエネルギー」……活発化する

3　「物理の化学反応エネルギー」……原子の組み替えが起こる

4　「生理の化学反応エネルギー」……ミトコンドリアの増殖と活発化

5　気療神経の働き……感覚硬直神経と感知判別神経が、同時作動する

6　副交感神経の働きが優位……起きていながら、副交感神経の働きが優位となる

7　「気療筋肉」――筋肉細胞の「瞬間収縮硬直と弛緩」……普通筋肉から「気療筋肉」へと変わる

表19　「気療ハンド」とフリーハンドの対比
実験３：神沢氏、気療中の生理学的な測定の結果（血流関係を中心として）

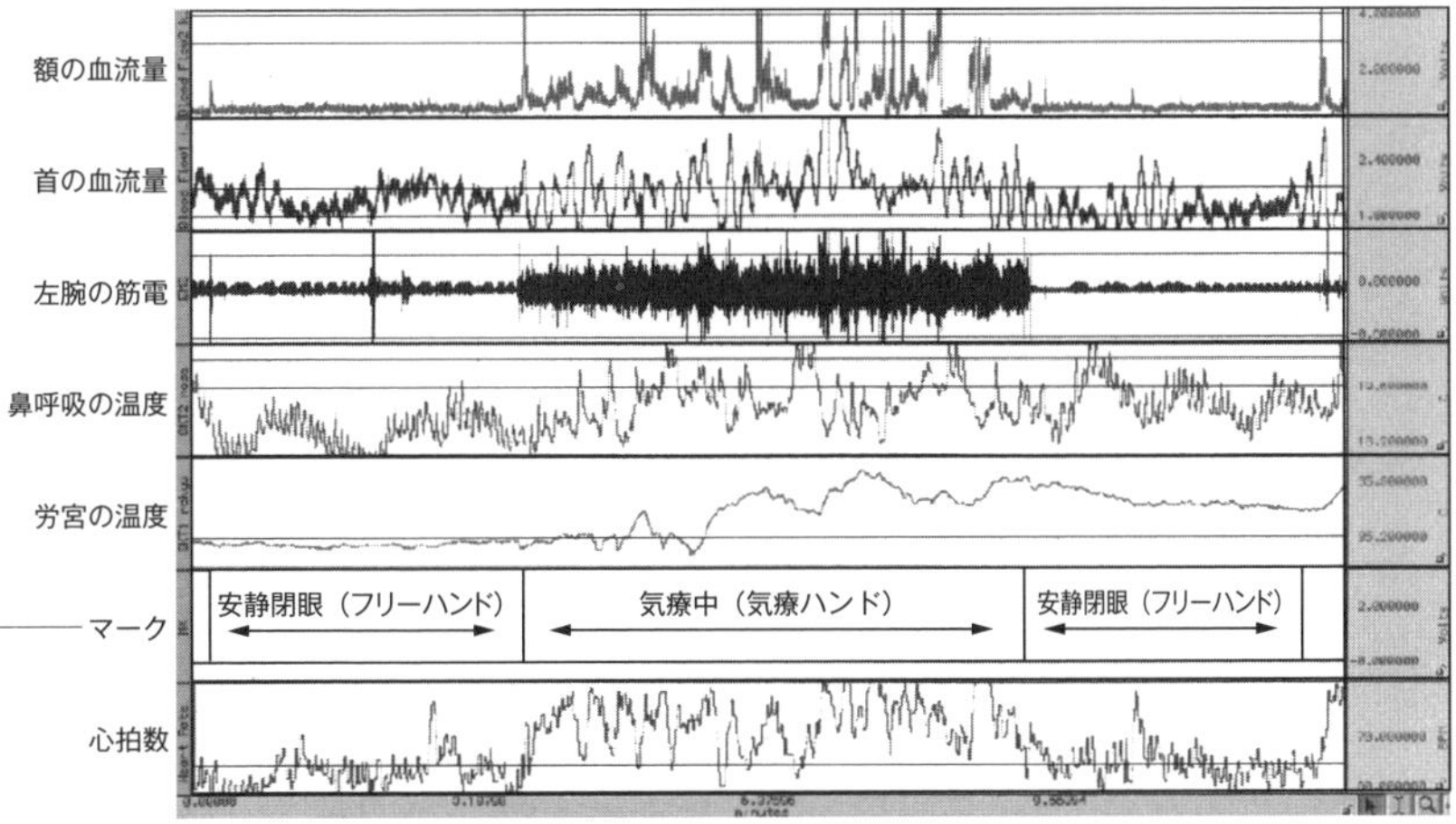

マーク	フリーハンド	気療中（気療ハンド）	フリーハンド
1	生　命　電　流	**気　療　電　流**	生　命　電　流
2		**原子核のエネルギーの活発化**	
3		**物理の化学反応エネルギー**	
4		**生理の化学反応エネルギー （ミトコンドリアの増殖と活発化）**	
5		**気療神経の働き**	
6	交　感　神　経	**副交感神経の働きが優位に**	交　感　神　経
7	普　通　筋　肉	**気療筋肉（気療細胞の瞬間収縮と弛緩）**	普　通　筋　肉
8		**癒しの三調整の原理（癒しの心身調整）**	
9	自　然　呼　吸	**外呼吸（自然呼吸） 内呼吸（気療呼吸）**	自　然　呼　吸
10	体　外　療　法	**体内療法（ミクロの戦い）**	体　外　療　法
11	自然生命 エネルギー	**気療生命エネルギー**	自然生命 エネルギー
12	自然治癒力	**自　他　治　癒　力**	自然治癒力
		体内に眠っている健康資源	

8　癒しの三調整の原理……癒しの心身調整が行われる

9　「気療呼吸」――「内呼吸・細胞呼吸」……細胞呼吸が、自ら積極的に盛んになる／外呼吸は、自然呼吸（無意識呼吸）

10　「体内療法」――「ミクロの戦い」……体内でのミクロの戦いに勝ち、細胞が健全となる／内面から体調不良・ケガ・傷などがよくなる／病気の予防になる

11　「気療生命エネルギー」――「原子核のエネルギーがもとになる」……自然生命エネルギーから気療生命エネルギーに変わる

12　「自他治癒力」――「自己治癒力と他者治癒力」……自分を癒し、他者を癒す体内に眠っている「健康資源」

Q　科学実験データの「分析・解析」から、こんなに項目別になるのですね。まさに気療理論は、科学実験データがエビデンス（根拠）になっていますね。

A　その通りです。各項目は、すでに説明していますので、ここでは省略します。何度も読み返してください。理解度が深まります。

第10章　「体外の気療現象」の仕組み

1　離れているのに、なぜ「瞬間伝達交流」ができるのか

Q　「体内の気療現象」の仕組みについては、理解しました。しかし気療ハンドによって、体内に発生・発散する気療生命エネルギー「原子核のエネルギー」が、なぜ「伝わったり」「つながったり」するのですか？　そして相手方と瞬間伝達交流ができるのですか？

A　このことは私にとって、33年にわたる謎でした。気療ハンド（太古の手のひら）、すなわち「手のひら」で相手の体に触れないのに、なぜつながるのか。また、離れていても、どうしてつながるのか。

　さらには目には見えないほど離れた近距離・遠距離の相手とも、つながるのはなぜなのか。また20年以上にわたる動物たちとの気の交流などを通して、瞬間に、人や動物・鳥などと気の交流ができるのか、まったく説明のできないまま、長い年月を過ごしました。

Q　そして人や動物たちの生命エネルギーの変化を、手のひらで判別することができると聞いていますが、本当ですか？

A　本当です。気療ハンドの手応感覚は、3つの感覚で判別することができます。その①は、強弱すなわち強い感覚、弱い感覚で判別します。②として手応感覚、「ジリジリ」、「チリチリ」といった感覚の種類の変化で判別します。③として硬軟すなわち硬い感覚、やわらかい感覚で判別します。

　つまり①強弱、②種類、③硬軟の3つの総合的「手応感覚」で判別することができます。この手応感覚は、気療エクササイズで誰でも習得することができるのです。

Q　気療ハンドの「手応感覚」は本当に、誰でも習得ができるのですか?

A　はい。できます。

Q　それでは、原子核のエネルギー（気療生命エネルギー）の瞬間伝達交流が、誰でもできるということですか?

A　それは項を改めて説明します。

2　動物たちとの気「原子核のエネルギー」の交流

次の表20「動物と気療ハンドの瞬間伝達交流一覧表（放映済み）」をご覧ください。

Q　表を見ると、たくさんのテレビのロケをしたのですね。

A　そうです。気療ハンドによる動物たちとの気の交流は「感動」と「驚異」の連続でした。そして20年以上もテレビで放送が続きました。この表に掲載していないテレビ放映もあります。ほとんどの動物が倒れ込んで気療睡眠に入りました。全部「ぶっつけ本番」で成功しています。

Q　すごいですね。信じられません。これらの中で、お気に入りの代表的な動物はどれですか?

A　いや、難しいですね。全部と言いたいけれど、あえて挙げれば。次の①と②の場面です。

①としてスペインの羊３００頭、ケニアのバッファロー２００頭、アメリカのバイソン２００頭です。これらは圧巻でしたね。感動と驚異そのものです。自分でも信じられないぐらい、不思議そのもの

表20　動物と気療ハンドの瞬間伝達交流一覧表（放映済み）

年月	動物名	番組名	テレビ局
一九九七年一一月	猿（反省ザル）	どうぶつ奇想天外！	ＴＢＳ系
一九九八年　六月	アライグマ・ハエ	アンビリバボー	フジテレビ系
二〇〇一年　四月	水牛・鹿・コアラ・亀・象他	これマジ!?（オーストラリア編）	テレビ朝日系
一〇月	羊（三〇〇頭）・闘牛（ボガバンテ）	これマジ!?（スペイン編）	テレビ朝日系
一二月	バッファロー（二〇〇頭）・トピ・サイ・カバ他	これマジ!?（ケニア編）	テレビ朝日系
二〇〇二年　六月	バイソン・羊他	日韓ワールドカップ記念	韓国テレビ
一〇月	シベリアンタイガー・ヒグマ	これマジ!?（シベリア編）	テレビ朝日系
二〇〇五年　六月	バイソン（二〇〇頭）・グリズリー（熊）他	世界超常現象審議会（アメリカ編）	テレビ朝日系
二〇〇六年　二月	バイソン・羊他	ＫＢＳ	韓国テレビ
四月	バイソン（八〇頭）・羊他	特命リサーチ２００Ｘ	日本テレビ系
七月	アクシス鹿・ダチョウ・カワウソ他	どうぶつ奇想天外！	ＴＢＳ系
二〇〇七年一一月	バイソン・羊他	超能力アカデミー２００７	フジテレビ系
二〇一一年一二月	バイソン（七頭）・アルパカ（一九頭）	スーパーヒューマンズ	ヒストリーチャンネル（アメリカ）
二〇一七年　六月	ベンガルタイガー・シカ	世界がビビる夜	ＴＢＳ
二〇一八年　三月	ヒグマ・オオカミ	ヤバいよ！怪奇探偵団	ＴＢＳ

でした。

動物との交流は、基本的に「手振り」と「静止」を繰り返すだけです。つまり、気療ハンドの手振りだけで、ほとんどの動物が倒れ込んで気療睡眠に入ったのです。しかもバッファローとバイソンは、体重が１トン前後と巨体です。その巨体が次から次へと気持ちよく倒れ込んで気療睡眠に入ったのです。
②はタイ国のベンガルタイガー（虎）です。

Q　ベンガルタイガーとの対決はどうでした？

A　対決ではなく癒しの気の交流です。倒れ込んで気療睡眠に入るかいなかの勝負です。
では、そのときの状況を説明しましょう。

２０１７年6月、タイ国のベンガルタイガー公園で、38度の猛暑の中でのロケでした。全身汗だくでした。撮影中はタオルで顔も拭けませんから、汗が目に入って痛みに耐えながらのベンガルタイガーとの気の交流でした。

気療ハンドの「手振り」によってタイガーは倒れ込みました。気療睡眠に入らせるために「天地融合交流」を始めました。

天地融合交流について説明します。右の気療ハンドを地面から10センチほど離して5回前後回してから、ゆっくりと天に向かって気療ハンドを上げていきます。そして、自分の頭以上の高さまで気療ハンドを上げて、ゆっくりと水平に大きくトンビが周回するように回します。5回前後回してから、気療ハンドを地面に向かってゆっくりと下ろします。それを何度か繰り返すのです。

この天地融合交流を始めたとき、タイガーとは４ｍぐらい離れていました。気療ハンドを地面から自分の頭まで上げて、そして地面まで戻します。つまり気療ハンドの上げ下げを繰り返しました。すると素晴らしい手応感覚を「判別」しました。

Q　手応感覚の判別とはなんですか？

A　判別とは、気療ハンドを地面から上げるとタイガーの内臓を引っ張る手応感覚を感じたのです。そして気療ハンドを地面に押しつけるように下ろすと、タイガーの内臓を押し戻すような手応感覚を覚えました。つまり、内臓の引っ張り感覚と圧迫感覚です。

この手応感覚は、対面気療ヒーリングのときによく感じます。例えば子宮筋腫を気療ヒーリングしている最中にお腹から気療ハンドを上げると、引っ張られると感じ、下ろすと圧迫を感じると言う「被気療者」がいます。当然、私の気療ハンドも同様に感じます。これが「気療の引力と斥力」です。

ベンガルタイガーにも同様の気療現象が起きたわけです。これが気療ハンドの手応感覚の「感知判別」です。

Q　なるほど。わかりました。ではなぜ「体内と体外」の気療現象が起きるのですか？

A　次の項で説明します。

Q　最後に質問しますが、気療ハンドによる「気の交流」で、動物たちはなぜ倒れ込んで気療睡眠に入るのですか？　ズバリ一言で答えてください。

A　「原子核のエネルギー」でしょう。「原子核のエネルギー交流」だと思います。仮説ですけど、ようやくこうして説明することができるようになりました。

3　「原子核」と、「原子核のエネルギー」が、すべてのもとである

①「再確認と提言」

宇宙（原子宇宙）の星々、地球上の山や海、目には見えない空気、建造物、それに私たちを含むすべての生物は「原子」の核である「原子核」からできています。原子核は、1兆分の1㎝の超・超・超ミクロのレベル（世界）です。

私たち動植物は、原子核をもとに生まれ、生きています。つまり、地球と地球上のすべての「もの（物質）」は原子核でできているということです。一言でいえば、私たちは、「原子核空間」の中で生きているのです。

気療ハンドにより起こる気療現象の「原点」は、「原子核」です。よって気療ハンドによって起こる気療現象は、原子核を「超ミクロの視点」からとらえ、起点とします。つまり「超ミクロの原子核」の立場から気療現象を追究・研究しているのです。

Q　原子核については、前に説明を受けて理解しました。再び取り上げるのはなぜですか？

A　はい。原子核については、体内の気療現象の仕組みで説明しました。では逆に質問します。

体調不良・ケガ・傷などが、気療ハンドを使うと、相手の体に触れなくても、あるいは離れているの

に、そして遠距離（遠隔気療）であっても、よくなったり、気療効果があるのはなぜですか。その前に気療ハンドで人々や動物などとつながったり、瞬間伝達交流ができるのはなぜだと思いますか。

Q　さあ、わかりません。説明できません。これが「体外の気療現象」というわけですか？

A　そうです。私は33年間この体外の気療現象を、気療ハンドを使って何度も何度も起こしてきました。この気療現象は間違いのない事実であり、真実です。

Q　ではどうして、気療ハンドによる「体外の気療現象」を、理解してもらえないでしょうか。

A　理解しようとしても、理解できない理由があります。

Q　なんですか、その理由とは？

A　私たちは、４次元の世界で考えるからです（思考次元）。４次元について説明しましょう。

１次元（直線）、２次元（平面）、３次元（立体）です。３次元に時間を加えると、「４次元」になります。

３次元は立体だから、肉眼で見える物体を意味します。肉眼で見えるものは、距離を確認できます。時間は時の流れです。つまり私たちは、肉眼で見える（巨視的）物（体）で判断します。時間は時の流れとともに距離を考えます。

つまり私たちは、物体的概念を基礎にして、距離、時間、方向、直線などといった「４次元的思考」をします。つまり、マクロの視点では、超ミクロの気療現象を理解することは不可能だということです。

Q　手で患部や体を触らずして体調不良・ケガ・傷などがよくなることを理解するのは、確かに４次元や、マクロの視点では不可能ですね。でも気療現象でよくなっているのも事実ですものね。どうしたものでしょうか?

A　気療現象で理解できないことが、もう一つありますよ。

Q　どんなことですか?

A　大脳の「抑制機能」です。気療の立場から見ると、この「抑制機能」には二つの役割があります。

Q　二つの役割とは、なんですか?

A　まず、電化製品や携帯電話などの電磁波、電波などの目には見えない波動を私たちの体は感じない仕組みになっています。当然、「原子核のエネルギー」(気療生命エネルギー)も感ずることができません。

Q　体に感じないから、気療現象を理解できないのですね。

A　そうです。二つめは、脳幹指令による筋肉の硬直現象(内在硬直)を感ずることができないことです。チェックして初めて気療者と被気療者は筋肉の硬直現象を知ることになります。

その中で典型的なのが気療ハンドです。気療ハンドにしたときに、脳幹指令による筋肉の硬直現象が起こります。気療ハンドにすると、親指と人さし指を引き離そうと「チェック」してもビクともしません(99ページ写真)。

気療ハンドも「チェック」しなければ、感覚的に筋肉の硬直現象を感ずることはできません。何度も言ってきましたが、気療ハンドの硬直現象が、体内の超ミクロのレベル(世界)への入り口となります。

Q　なるほど。大脳の抑制機能が邪魔して、気療現象が理解できないのですね。

A　いや、邪魔しているどころか、抑制機能のおかげで安心して生活ができるのです。電磁波や電波などを日夜感じていたら、生活ができないでしょう。

Q　なるほど。わかりました。

A　ここで大事なことは、気療ハンドにすることで、気療中に大脳の抑制機能を少し緩和するだけで、脳幹（太古の脳幹）が主体に切り替わるということです。

Q　なるほど。つまり、大脳が主体の「４次元（思考）」で、かつ「大脳の抑制機能」が働いたのでは、「脳幹が主体」の超ミクロの気療現象のマクロ化現象を理解することなど不可能ということですね。

A　その通りです。気療ハンドにしたときだけ、超ミクロの１兆分の１㎝の「原子核」と直結することができると考えられるのです。そして「原子核のエネルギー」を直接、「気療ハンド」で感ずることができるのです。

Q　よくわかりました。

②「原子核」が、瞬間伝達物質（媒介物質）としての役割を果たす

Q　瞬間伝達物質とは、なんですか?

A　前に説明したように、原子核がすべてのもとです。それを地球規模の範囲で考えてみましょう。地球、大気（空気）を含めて、地球上にあるものすべてが原子核をもとに成り立っています。という

ことは、マクロの視点から見ても「原子核空間」と言えます。

Q　「原子核空間」とは、なんですか？

A　気療現象の視点から見ると、地球丸ごと（全部）が1兆分の1㎝の超・超・超ミクロの世界であり、「原子核空間」であるということです。この「原子核空間」には物体的概念がまったくありません。時間（地球時間）の概念もありません。したがって距離の概念もありません。方向・直線の概念もありません。

Q　では、私たちや動植物などは1兆分の1㎝の「原子核空間」の中で生活しているということですか？

A　そうです。超ミクロの視点で「原子核空間」を存在として認識すれば、「体外の気療現象」を理論的に説明できます。また理解することもできます。

Q　それはどういうことですか？

A　「原子核空間」での「原子核」には、「媒介物質」としての役割があるということです。この媒介物質は、「瞬間伝達物質」の性質があり、役割があると、気療の立場からいえます。

Q　原子核自体に「瞬間伝達物質」の役割があるということを、具体的に説明してください。

A　例えば、気療ハンドにすると、体内に「原子核のエネルギー」（気療生命エネルギー）が「発生・発散」することは説明しました。この「原子核のエネルギー」を、相手（他者）やペット、動物などに伝えるには、仲介する物質が必要です。それも瞬間的に伝達される物質です。物体、時間、距離を介したマクロの世界でありませんから、瞬間伝達することが気療現象では簡単ですし、当然そうなります。

Q　では、ＡとＢの交流の中で、「原子核のエネルギー」の「瞬間伝達交流」ができるということですか？　だから「原子核空間」の中では「原子核」が「瞬間伝達物質」の役割をするということですね。

Ａ　そうです。信じられないかもしれませんが、地球規模での気療現象（遠隔）については確認済みです。例えば、地球の表と裏のＡとＢが気療ハンドで交流を始めた瞬間につながって交流できました。

Q　しかし地球規模で遠隔気療ができるということは、にわかには信じられませんね。

Ａ　だから、誰も説明できないし、理論化もできなかったわけです。摩訶不思議、超能力、特殊能力の考え方は、もう不要です。

Q　わかりました。

③「電磁気空間」も、「瞬間伝達物質」の役割がある

気療教室において、気療エクササイズのある実験をしました。それは、パソコンやスマホ、タブレットを通して、送り手と受け手に分かれて、気療ハンドを使って、気療生命エネルギーの瞬間伝達交流の実験をするものです。

周知の通り、宇宙や宇宙に存在するものすべてが、電磁気力でできており「電磁気力」で満ちていますから、当然、気療生命エネルギーの瞬間伝達交流もできると考えたのです。

Q　パソコンとスマホを利用して、気療ハンドで気療生命エネルギーの瞬間伝達交流の実験をしたので

すか？

Ａ　そうです。一人の送り手がパソコンに向かって、気療ハンドを使って気療生命エネルギーを送ります。そして別の部屋の数人の受け手は、スマホの画面を通して、送り手の気療生命エネルギーを受け取る実験をしました。

Ｑ　それで、どうなったのですか？

Ａ　送り手の気療ハンドから発している原子核のエネルギー（気療生命エネルギー）は、実際の対面気療エクササイズのときより、2～3倍の強い原子核のエネルギー（気療生命エネルギー）を手応感覚として感じました。これは、驚きというより発見でした。

Ｑ　パソコンとスマホを通した方が、対面の原子核のエネルギー（気療生命エネルギー）より強いエネルギーになるということですか？

Ａ　そうです。そこでフリーハンドの「自然生命エネルギー」と、気療ハンドの「気療生命エネルギー」の違いを確認するため、送り手に交互に送ってもらいました。フリーハンドより気療ハンドの気療生命エネルギーが、3倍ぐらい強いことを発見しました。

Ｑ　どういうことですか？

Ａ　対面での気療エクササイズでは、それぞれエネルギーの差は少しわかります。

Ｑ　パソコンとスマホを通すと、エネルギーが強くなるのですか？

Ａ　その通りです。「パソコンとスマホ」は、電磁気力でできていますから。推測ですが、瞬間伝達物質の「役割」と、エネルギーを「増幅」する役割が考えられます。つまり、お互いの原子核エネルギー

（気療生命エネルギー）の交流が、地球規模でできるということです。

Q　これは、大発見ですね。

A　そうですね。私の気療ハンドと、動物の交流の映像を見て眠くなる人が多いと聞いています。映像からの原子核のエネルギー（気療生命エネルギー）は、超・超・超ミクロのエネルギーが増幅し、マクロ化して、観《み》る人の「脳や体」に伝わって眠くなると考えられますね。

Q　パソコン、スマホ、テレビなどの機器を使って、リモート気療教室を開くことができますね。

A　そうですね。例を挙げると、ある親と娘が、東京とアメリカで、タブレットを通し、気療ハンドを使って、原子核のエネルギー（気療生命エネルギー）交流をしたら、リアルタイムで、リアルにお互いの原子核のエネルギー（気療生命エネルギー）を手応感覚で「はっきり」と感じて、瞬間伝達交流ができたそうです。

Q　素晴らしいですね。原子核空間（素粒子空間）は、気療空間に電磁気空間でもあるわけですね。

A　そうですね。宇宙そのものが「電磁気空間」ですから。この実験から学んだことは、参考ですが、機械電磁波と生体電磁波の融合エネルギーといえますね。

④原子核のエネルギーの意義

Q　原子核のエネルギーについては、十分説明を受けました。なぜまた取り上げるのですか？

A　ここで改めて取り上げるのには意味があります。

Q　その意味とは、なんですか？

A　はい。気療エクササイズや気療ヒーリングにおいて、送り手（気療する人）が気療ハンドにすると、体内に原子核のエネルギー（気療生命エネルギー）が発生・発散します。それと同時に、原子核の瞬間伝達物質の媒介によって受け手（気療を受ける人）も、体内に同様に原子核のエネルギーが「発生・発散」します。ということは、送り手も受け手も原子核のエネルギーが、体内に「発生・発散」するということです。

Q　ということは、自分を癒しながら他者を癒し、また他者を癒しながら自分を癒すという「自他治癒力」ですか？

A　そうです。自他治癒力は、生理機能と物理機能の働きです。人の病気が移るとか、邪気や偏差などは、自他治癒力にはありません。

Q　素晴らしいですね。気療ハンドは、自分を癒し、他者を癒す「夢の療法」ですね。

A　その通り、「夢の療法」です。誰もができますから。

Q　相手の立場に立っての原子核のエネルギーだということがわかりました。

4　気療エクササイズと気療ヒーリング

(イ)　気療エクササイズ

Q　気療エクササイズとはなんですか？

A　気療エクササイズの型については、のちほど第15章の実践編で説明します。簡単にいいますと、気療ハンドを使って「自他治癒力」を身につけることです。

気療ハンドで気療エクササイズを続ければ、どんどん自他治癒力（積極的免疫力）が向上します。そうすれば、程度によりますが、体調不良・ケガ・傷などがよくなることが多いです。そして病気の予防にもなります。

Q　気療ハンドにすることを習慣にするとよいですね。

A　その通りです。実のところ気療エクササイズも、体内療法をしているのと同じ気療現象です。

（ロ）気療ヒーリング

Q　気療ヒーリングとはなんですか？

A　簡単にいえば、体調不良・ケガ・傷など改善させることを意味します。念のため言っておきますが、医師法に基づく医療行為ではありません。

Q　では、なんですか？

A　結論的にいえば、自他治癒力（積極的免疫力）を高めることにより、体調不良・ケガ・傷などがよくなるということです。そして、自他治癒力が、積極的免疫力を高めて、細菌やウイルスに負けないようにするということです。

気療ヒーリングは体内の超・超・超ミクロの原子核のエネルギーで修復する体内療法です。気療ヒーリングの方法については、のちほど第15章の実践編で説明します。

第11章　自然治癒力と「自他治癒力」

表21「内なる『自他治癒力』を呼び起こす気療ハンド」をご覧ください。
「内なる治癒力」を「半月」と「満月」にたとえて「区別」します。

Q　なぜ、「内なる治癒力」を「月」にたとえるのですか？

A　一般的に、治癒力とは「自然治癒力」のことだといわれています。

Q　私は気療に出会う前は「自然治癒力」がすべてだと思っていました。

A　私も同様でした。現在は、違います。「自他治癒力」の存在が明らかになったからです。
そこで「治癒力」を、「半月」と「満月」にたとえたのです。そして「白い半月」を「自然治癒力」、「黒い半月」を「自他治癒力」としました。

Q　この区別によって、「自他治癒力」の存在を明確にして、一般の人たちに知ってもらいたいと、いうことですね。

A　そうです。白い半月が、自然治癒力です。黒い半月が、「自他治癒力」です。「黒い半月」が、私たちの体内に使わないで眠っている「健康資源」すなわち「自他治癒力」です。
半月の場合、月の半分が見え、半分が見えないわけです。その見えない方の半分を「黒い半月」とし、使わないで眠っている「健康資源」すなわち「自他治癒力」を「黒い半月」にたとえました。

Q　なるほど。これだと「自他治癒力」の存在をわかりやすく表現できますね。

A　気療ハンドを使って、気療エクササイズや気療ヒーリングをすれば、するほど、自他治癒力（積極的免疫力）が身につきます。

表21　内なる「自他治癒力」を呼び起こす気療ハンド

私たちの体内には、病気やケガなどから生命を守り、また、病気を予防する「生命防御システム」という「内なる治癒力」が２つあります。１つは一般常識としての「現在の生命防御システム」である「自然治癒力」です。もう１つは、新発見であり「体内に眠っている生命防御システム」である自他治癒力（自己治癒力と他者治癒力）です。

この「内なる治癒力」をイメージ的に月（半月の状態）にたとえてみましょう。気療エクササイズや気療ヒーリングにおいて、「気療ハンド」を活用することにより、私たちの体内に眠っている「自他治癒力（積極的免疫力）」が呼び起こされます。

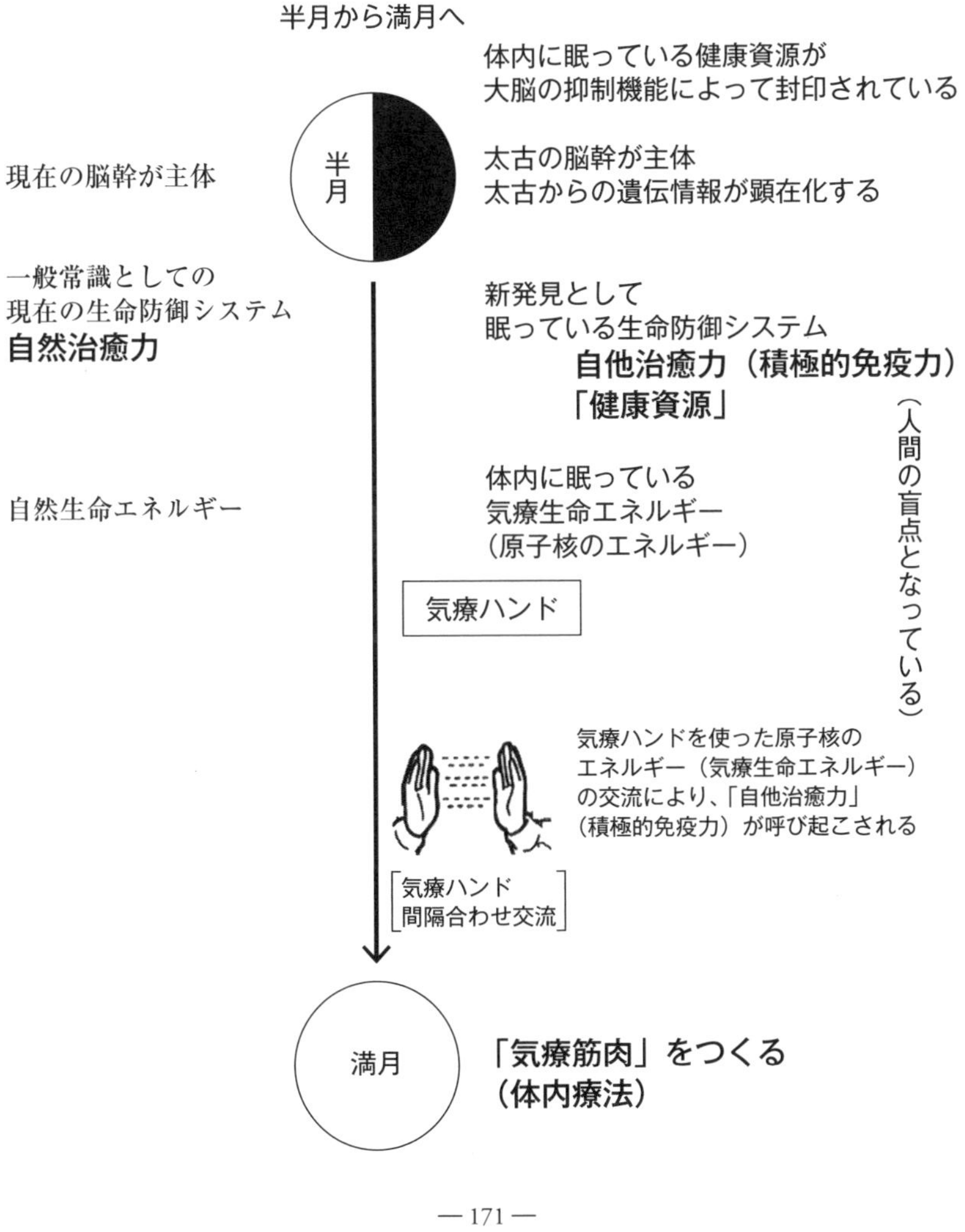

1　自然治癒力――癒しの人体「天動説」

Q　「自然治癒力」とはなんですか？

A　病気になったりケガをしても、それがある程度以下ならば、医療を施されなくても健康状態に回復することのできる力が、「自然治癒力」です。自然治癒力があるおかげで、軽症の場合は放置していても自然によくなります。

Q　体調不良・ケガ・傷などが重傷の場合は、どうですか？

A　現代療法（現在の癒しの仕組み）の「体外療法」で治します。体調不良・ケガ・傷などは細胞のダメージですから、「薬剤の投与」、すなわちワクチンなどの「接種」により予防します。つまり医学的処置の後で、静かに治るのを待つのが「自然治癒力」です。

Q　わかりました。つまり薬剤、ワクチンなどが、ダメージを受けたミクロの細胞を助けるのですね。あとは「自然治癒力」で治るのを待つわけですね。

A　その通りです。マクロの体外からミクロの細胞へという「体外療法」です。この体外療法を癒しの人体「天動説」と呼んでいます。

2　自他治癒力――癒しの人体「地動説」

Q　自他治癒力とはなんですか?

A　体調不良・ケガ・傷などに関して、「積極的」に自分を癒し、他者を癒すのが「自他治癒力」です。

Q　では、体調不良・ケガ・傷などを積極的に癒す自他治癒力（積極的免疫力）は体内療法ですか?

A　そうです。体内療法は、「未知なる癒しの仕組み」と説明しましたので、詳細は省略します。気療ハンドと「原子核のエネルギー」により、「気療筋肉」をつくり、体温（エネルギー）を上げて、ダメージを受けたミクロの細胞を助けます。

　つまり、「超・超・超ミクロ」の「原子核のエネルギー」が、ダメージを受けた「ミクロの細胞」を修復します。そしてマクロ化して人体の患部を癒すのです。

Q　超ミクロのマクロ化現象ですね。

A　その通りです。簡単にいいますと、ミクロの免疫細胞と、ミクロの細菌・ウイルスなどとの「真っ向勝負の戦い」です。つまり、ミクロの対決で体内から体調不良・ケガ・傷などの患部を癒します。これが自他治癒力による「体内療法」です。

Q　それで、体内療法である「未知なる癒しの仕組み」を癒しの「人体地動説」としたわけですか。

A　そうです。「地動説」を引用すれば、注目度が上がると思います。

第12章

「原子核空間」は「気療次元・気療空間」、そして気療現象学

1　「4次元」で気療現象を理解することに、無理がある

A　今度は、逆に私からたずねたいのですが、いいですか？

Q　はい。どうぞ。

A　ここまで、「未知なる癒しの仕組み」をできる限りわかりやすく解明し、説明してきました。理解できましたか？

Q　理論的には理解できたと思います。気療ハンドにより起こるさまざまな気療現象は、素晴らしいと思います。しかし、理解はしていますが、どこか信じられない気持ちがまだあります。

A　そうですか。実は、私自身も同じ気持ちです。33年間「なぜ？　なぜ？　なぜ？」を追究・研究してきましたが、どこかでこれでいいのかなとも思っています。

Q　なぜでしょうか？

A　気療ハンドにより、気療現象が誰にでも起こせることは事実であり、真実です。信じられない気持ちになるのは、私たちが「4次元」の世界で生きているからだと思います。つまり「4次元思考」の世界の中で生きているからだと思うのです。

Q　4次元というのは、「4次元」で「気療現象」を考えているからですか？

A　そうです。1次元は「線」、2次元は「平面」、3次元は「立体」の3次元と、時間の1次元を合計して「4次元」です。

例えば、ケニアのバッファロー２００頭、アメリカのバイソン２００頭、スペインの羊３００頭が、気療睡眠に入りました。そして地球規模の遠隔気療ヒーリングなどの気療現象。これらの気療現象を「4次元」の思考で理解することは、ほとんど不可能だと思います。

Q　「4次元」では、物体的、時間、距離、方向の考え方ですから、理解するのは不可能ですね。そうなると「原子核」と「原子核のエネルギー」の登場ですね。

A　原子核は1兆分の1㎝のレベル（世界）だから、「線」「面」「立体」の3次元で考えることはできないと思います。まさに「次元」が違いすぎます。時間についても、私たちが考えている「地球時間」の概念は、まったくないですね。

Q　気療ハンドにより起こるさまざまな現象は、物体、時間、距離、方向が関係ない超・超・超ミクロの「原子核」のレベルをもとにしていると説明を受けてきました。

A　そこで、私から提案があります。素粒子からできている原子核が、宇宙や地球、空気、そして私たちの体をつくっています。すべての物質が「原子核」だらけです。その中で私たちは生きています。そこで「原子核空間」と命名したいと思います。いかがですか？

Q　「原子核空間」ですか。いいですね。いい響きですね。

A　それでは賛同していただけましたね。そして「原子核空間」を「次元」として考えたいと思います。これについては、後の項で説明します。

Q　わかりました。

A　「気療ハンド」による「気療現象」を理解することができない理由が「4次元思考」のほかに、もう一つあります。なんだと思います?

Q　わかりません。なんですか?

A　脳幹（太古の脳幹）です。項を改めて説明します。

2　気療現象は「脳幹の世界」である——「脳幹の働き」まかせ

Q　気療現象は「脳幹の世界」であるというのは、どういう意味ですか?「脳幹の働き」については説明を受けてきましたが。「脳幹の世界」という意味がよくわかりません。

A　一般的に体調不良・ケガ・傷などを治す場合、「創意と工夫」をしながら癒す「体外療法」が療法のすべてです。つまり大脳の思考活動「創意と工夫」により、手術、薬剤の投与、ワクチンの接種などを行って体調不良・ケガ・傷などを予防したり、治しています。そして医学的処置後、静かに治るのを待つのが「自然治癒力」です。

　となると、脳幹の「積極的な働き」による「体内療法」で、体調不良・ケガ・傷などがよくなるという気療現象を認めることは、到底できなくなります。というか、理解不能でしょう。

　つまり体内療法により脳幹が積極的に体調不良・ケガ・傷などを癒すという概念（考え）自体が、一般的にはまったくないと思います。だから私たちの体内に眠っている健康資源、すなわち「自他治癒力（積極的免疫力）」の存在を理解することは、当然できないのです。

Q　「脳幹の働き」まかせの世界、「脳幹の世界」などはありえないというのが、一般常識だということですね。「4次元」と「脳幹の世界」が、気療ハンドによる気療現象の存在を邪魔しているわけですね。だから気療現象を理解できないし、信じられないというわけですね。

A　そうです。私たちは、大脳（知能機能）で考える動物ですから。

Q　ところで、つかぬことをうかがいますが、脳幹を活性化する唯一の方法は、気療ハンドだけですか？

A　ズバリ、その通りです。私たちの「現在の脳幹」の中に遺伝情報として眠っている「太古の脳幹」を呼び起こせるのは、気療ハンドだけです。だから数多くの野生動物たちが、気療ハンドによって「気療睡眠」に入ったのです。「太古の脳幹」だからこそ、そうなのでしょう。

３　気療現象を、「異次元・癒しの次元」として認める

Q　気療ハンドによる気療現象を、「癒しの次元」としてとらえるわけですか？

A　そうです。「原子核」は存在そのもの、「原子核」は万人共有のものとして考えます。気療現象は、「原子核空間」の中にあり、そして「4次元」に対応して異次元、すなわち「癒しの次元」として考えます。

Q　いいですね。「癒しの次元」と考えるとすれば、「気療次元」はどうですか？

A　「気療次元」は、単に私のいっている台詞なだけですよ。気療理論もここまでにほぼ確立できたことですし、一般の人に認めてもらうのには、素晴らしい「気療用語」だと思います。

Q それでいきましょう。

A それも私の台詞ですよ。

4 「原子核空間」は「気療次元・気療空間」である

次の表22「気療ハンドによる『原子核空間』と『気療次元・気療空間』」をご覧ください。

Q この表22の意味するところは、なんですか？

A まず上段と下段に区分します。上段は、「大脳が主体」の「フリーハンド」を「天動説」とします。下段は、「脳幹が主体」の「気療ハンド」を「地動説」とします。今まで説明してきた内容を「項目別」に区分しました。ここでは詳細の説明は省略します。

Q 「原子核空間」「気療次元」「気療空間」を、癒しの人体「地動説」の根拠（基本）にしたいわけですね。

A そうです。気療理論を明確にして、認識してもらうためです。

Q 項目別に再認識してみます。

A さらに理解を深めてください。

それでは、次の表23「気療ハンドによる、超ミクロの気療次元」をご覧ください。

表22　気療ハンドによる「原子核空間」と「気療次元・気療空間」
（原子核空間・気療次元とは「４次元の時空を超えた癒しの次元」、気療空間）

	説	手	世界	視点	機能	現象	空間	次元	高次元	気の交流	治癒力とその効果
気療の「空間と次元」	天動説（大脳が主体）	フリーハンド	思考の世界	巨視的（マクロ）	知能機能	思考現象	自然空間 （自然現象）	4次元 1次元（直線） 2次元（平面） 3次元（立体） 4次元（時間）	余剰次元 5次元以上の時空 （数学的空間）	意識交流	自然治癒力 病気やケガ・傷などが静かに治るのを待つ
					生理機能	生理現象					
	地動説（脳幹が主体）	気療ハンド	感覚の世界	微視的（超ミクロ）	物理機能	物理現象	気療空間 （気療現象）	癒しの次元	気療次元 （原子核空間）	瞬間伝達交流 （核力「引力と斥力」交流）	自他治癒力 病気やケガ・傷などのとき、積極的に自分を癒し、他者をも癒す
							地球規模				

※**余剰次元**とは、４次元より高次（５次元以上）の時空を表す**「理論物理学」**の概念。
物理学では、３次元の空間的次元と１次元の時間的な次元が許容されている次元であるが、さらに次元を導入することで、４つの基本的な力を統一しようとする理論がある。

※**気療次元**は、気療ハンドを使って起きるさまざまな気療現象を「癒しの次元」としてとらえる概念。**「原子核空間」**は**「気療次元」**である。
ちなみに、重力の素粒子は未発見であるが、重力現象はある。気療にも**気療現象**がある。

表23　気療ハンドによる、超ミクロの気療次元

次元

一般的な空間（数学的空間）の広がり方の度合いを表すもの。
例えば、直線は1次元、平面は2次元の空間である。
通常のユークリッド空間は3次元であるが、
n次元や無限次元の空間も考えられる。

空間

物体が存在しない、相当に広がりのある部分。

時間

時の流れの2点間（の長さ）。時の長さ。

◎井の中の蛙、大海を知らず

※多くの人は、広い世界を知らず、自分の周囲の限られた範囲だけで物事を考えている。

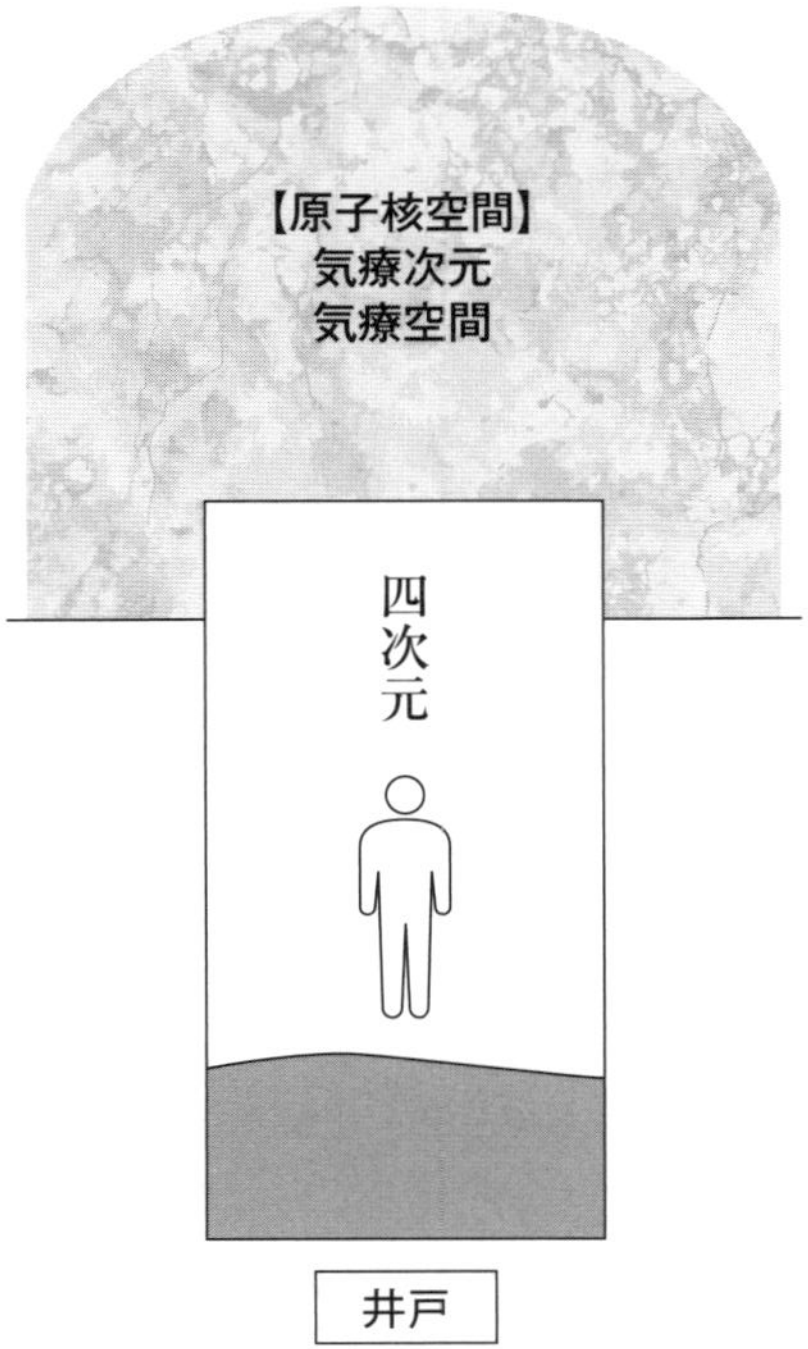

◎4次元の中の人間、大海という「気療次元」を知らず

※「気療次元（気療現象）」が広いことを知らず、自分の限られた思考範囲だけで「気療次元」を見ている（思考次元）。

気療次元とは「４次元の時空を超える気療現象」の「原子核空間・気療空間」である

この表の意図（意味）することは、「井の中の蛙《かわず》、大海を知らず」ということわざを「4次元」に当てはめて解釈したものです。

Q　4次元を「井戸の中」に、たとえるわけですね。

A　そうです。井戸を4次元にたとえます。人間は4次元という井戸の中にいて、原子核空間（気療次元・気療空間）という大海の存在を知らない、という意味です。

Q　4次元を井戸にたとえることで、気療ハンドによる気療現象を一般の人たちに知ってもらいたいわけですね。

A　その通りです。ちなみに、気療ハンドにより起こる「体外の気療現象」は、3次元の「空間」と、1次元の「時間」を合わせた「時空」、まさに「時空」を超えた世界「気療次元・気療空間」です。

Q　まさに、その通りですね。こんな世界があるのですね。

5　遠隔気療ネットワークは、原子核空間（気療次元・気療空間）の存在の証明

①遠隔気療ヒーリング

Q　遠隔気療ヒーリングとはなんですか？

A　遠隔気療ヒーリングは、A（送り手の気療者）が、遠く離れたB（受け手の被気療者）を、気療ハンド（エネルギー）を使って、原子核のエネルギー（気療生命エネルギー）の瞬間伝達交流をして、体

調不良・ケガ・傷などを癒すことをいいます。また、病気の予防をします。

Q　遠く離れていてもできるんですか？　また、距離と範囲はどのくらいですか？

A　もちろんできます。「距離と範囲」は「地球規模」です。つまり世界中の人同士で、国境を越えて気療ヒーリングができます。

Q　とても信じられないことですね。

A　信じても信じなくても、遠隔気療ヒーリングの気療現象は起きます。

Q　そうですか。どのようにすれば、遠隔気療ヒーリングをすることができるのですか？

A　実に簡単です。「時間設定」と気療ハンドを使っての「送受の意志」だけです。

Q　そんなに簡単なのですか？

A　そうです。まずは、「時間設定」です。何時から何時までの30分間（これは標準）の原子核のエネルギー（気療生命エネルギー）の交流です。

Q　「送受の意志」とは、なんですか？

A　お互いが気療ハンドにすることにより、原子核のエネルギー（気療生命エネルギー）の瞬間伝達交流をする「意志」のことです。気療者は、送る「意志」、被気療者は、受ける「意志」だけです。受ける被気療者は仰向《あおむ》けになって気療ハンドで受けるだけで、体調不良・ケガ・傷などが修復されて改善します。また、病気の予防になります。

Q　「時間設定」と気療ハンドの「送受」で、癒しの効果（気療効果）があるとは、驚きですね。しかも簡単すぎます。

A　そうですね。私は、遠隔気療ヒーリングの実験をアマチュア時代から続けています。それで、そんな「馬鹿な！」と否定しながら、ありとあらゆる実験を重ねてきました。でも「否定の否定」は強烈な肯定になったのです。

Q　そうですか。では、「地球規模」で気療ハンドにするだけで遠隔気療ヒーリングができるのですか？

A　そうです。今まで説明してきたように、地球自体も、そして目には見えない空気でも、そして私たち生物も、超・超・超ミクロの「原子核」からできています。だから、地球も私たちの体も超・超・超ミクロの空間となります。

　つまり、地球も私たちの体には、超・超・超ミクロの「原子核空間」そのものと言えます。

Q　なるほど。だから原子核空間の中で「原子核自体」が、原子核のエネルギー（気療生命エネルギー）の瞬間伝達物質の媒介になるのですね。

A　その通りです。だから気療ハンドのエネルギー（原子核のエネルギー）瞬間伝達交流が、お互いにできるのです。

Q　では、自他治癒力（積極的免疫力）と遠隔気療ヒーリングとの関係はいかがですか？

A　もちろん大いに関係があります。病気やケガ・傷などを治す場合は、体外療法です。でもよく考えてみてください。最終的には、自分の内なる治癒力で治すのです。遠隔気療ヒーリングを受けた人も、自分の「治癒力」で治ります。つまり「内なる治癒力」、すなわち「内なる自他治癒力（積極的免疫力）」で体調不良やケガ・傷などが修復して改善されるわけです。自他治癒力（積極的免疫力）は、体内に眠っている「健康資源」です。

Q　そうですか。遠隔気療ヒーリングで、受ける被気療者は、自分の自他治癒力（積極的免疫力）で健康増進ができるなんて素晴らしいことですね。

A　その通りです。次の項で遠隔気療ネットワークについて、ご案内します。

②遠隔気療ネットワークのご案内

Q　遠隔気療ネットワークとはなんですか？

A　遠隔気療ネットワークは、送り手・複数（気療者）と、受け手の不特定多数（被気療者）との間における原子核のエネルギー（気療生命エネルギー）の「瞬間伝達交流」として、遠隔気療ヒーリングをすることをいいます。では、次の「遠隔気療ネットワーク（原子核空間・気療空間）」のご案内をご覧ください。

Q　この「ご案内」は、どういうことですか？

A　この「ご案内」は平成19（２００７）年2月4日から13年以上、毎晩夜の10時から10時30分までの30分間、無期限・無料で遠隔気療ヒーリングを行ってきているものです。これからも続けていきます。

Q　具体的にどういう方法で行っていますか？

A　送り手（複数）は、私の他、気療師、塾生です。受け手（不特定多数）は、国内や海外に在住の方、旅行中の方などです。つまり誰でも気療ハンドにすれば、世界中自由に誰でも参加することができます。

遠隔気療ネットワーク（原子核空間・気療空間）

令和２年８月１日(更新)
日本気療師会【気療塾学院】
会長　神　沢　瑞　至

遠隔気療ネットワーク【原子核空間＝気療空間】とは、送り手複数（遠隔気療者）と、受け手不特定多数（被遠隔気療者）との間における、遠隔気療ヒーリングのことをいいます。

特に、病気やケガで苦しんでいる人や病気の予防を希望する人が受け手となり、遠隔気療ヒーリングによる自他治癒力(積極的免疫力)を身につけ、健康増進に役立つことを目的としています。

遠隔気療ネットワークは、平成19年2月4日から実施しています。今後も無期限、無料で実施を継続します。

ついては、遠隔気療ネットワークを下記のとおり実施をしておりますので、多くの方々の参加を望んでいます。家族、親類、友人、知人にお声をかけてみてください。

記

1. 実 施 名　遠隔気療ネットワーク
2. 実施期間　平成19(2007)年2月4日から毎日無期限・無料
3. 時　　間　毎晩10時～10時30分【30分間】
4. 主　　宰　日本気療師会・気療塾学院
5. 実 施 者　送り手　日本気療師会会員・気療塾学院塾生・他
　　　　　　受け手　希望者（健康な方も可）

6. 遠隔気療ヒーリングの実施の心構え
送り手（遠隔気療者）の心構え

・送り手は、片手を使います。より感ずる手が利き手になります。
・そして、気療ハンドにします。五本の指をそろえた「くの字」の手のひらにして、親指を人差し指に押しつけた状態にします。「押しつけた状態」を気療ハンドといいます。
・送り手は、座るか椅子にかけて、気療ハンドを横にして遠隔気療ヒーリングをします。気療ハンドは「静止状態」にして交流を続けます。

受け手（被遠隔気療者）の心構え

1. 受け手は、先ず自分の手首の脈を確認してください。
2. 受け手は、仰向けに寝て、両腕はわきに置いて、両手のひらを上に向けます。
3. そして、受ける意志をもって両手のひらを気療ハンドにしてください。
   気療ハンドにした瞬間に遠隔気療ヒーリングが、自動的に始まります。五本の指をそろえた「くの字」の手のひらに親指を押しつけた状態にします。「押しつけた状態」が、気療ハンドです。

   気療ハンドのまま30分間受けてください。
4. 受け手は、30分が経過したら終了です。再度自分の手首の脈を確認してください。癒しの「三調整の原理」が働いて、「ゆったり」、「しっかり」「強く」、「太く」「やらかく」変化すると思います。
   自他治癒力(積極的免疫力)を身につけ、健康増進に役立ちます。

◎気療ハンドエネルギーで、気療筋肉をつくろう！
◎気療ハンドエネルギーで、自他治癒力【積極的治癒力】を身につけよう！

Q　気療ハンドにすれば、誰でも自由に遠隔気療ヒーリングを受けたり、送り手になったりすることが、できるんですね。

A　そうです。

Q　無期限・無料ですか。素晴らしいことですね。

A　そうですね。遠隔気療ヒーリングの実施にあたり、送り手（気療者）の「心構え」と、受け手の「心構え」は、ご案内の通りです。なお、遠隔気療ヒーリングの詳細については、拙著『気療講座2「気療現象の原理」の発見』をご覧いただければ、幸いです。

③遠隔気療ネットワークは、原子核空間（気療空間）の存在を証明する

Q　遠隔気療ネットワークは、今まで説明を受けてきた気療理論の通りに体内・体外の気療現象が起こるのですね。つまり癒しの体現作用が起こるわけですね。

A　その通りです。

Q　ということは、遠隔気療ネットワークによる遠隔気療ヒーリングは、地球規模の原子核空間（気療空間）を利用（活用）しているということですね。つまり、遠隔気療ネットワークは、原子核空間（気療空間）の存在を証明していることになりますね。

A　その通りです。

Q　素晴らしい発見というべきですね。

A　そうですね。しかし、これはあくまでも仮説です。

Q　後世の人が科学的に証明してくれると信じています。

A　そうですね。ちなみに地球規模による物理現象としての「原子核空間」は「素粒子空間」であり、「電磁気空間」であります。そして生理現象としての「気療空間」でもあります。これらも仮説として挙げておきます。

④遠隔気療ネットワークを活用して気療筋肉をつくり、自他治癒力（積極的免疫力）を身につけよう！

Q　気療筋肉と自他治癒力（積極的免疫力）については理解しましたが、遠隔気療ネットワークでも身につくのですね。

A　もちろんです。気療理論は、最終的に「免疫ネットワーク」と「ホルモンネットワーク」を活性化させて、体内に眠っている健康資源、自他治癒力（積極的免疫力）を呼び起こします。遠隔気療ネットワークは、「送り手」も「受け手も」、自他治癒力（積極的免疫力）が身につきます。

Q　そうですか。体調不良やケガ・傷などにも癒しの効果（気療効果）があり、病気の予防にもなりますよね。

A　もちろんです。

Q　では、新型コロナウイルスは、どうですか？

A　そうですね。人によって当然個人差があります。しかし、気療ハンドにて遠隔気療ネットワークに参加するだけでも、体内に眠っている健康資源である自他治癒力（積極的免疫力）を呼び起こし、高めて強くすれば、新型コロナウイルスに対して「抵抗力」が強くなります。

Q　確か気療ハンドにすることにより、たくましい「太古の脳幹」が呼び起こされ、原子核のエネルギー（気療生命エネルギー）が活発化します。そして「気療筋肉」がつくと、その結果、内なる自他治癒力（積極的免疫力）が身につくと。

A　その通りです。

Q　ということは、できる限り多くの人たちが参加すれば、強い「原子核のエネルギー」の巨大な地球規模の「原子核空間」となるわけですね。

A　その通りです。「遠隔気療ネットワーク」に参加する人が多くなればなるほど、集合エネルギーの巨大な「原子核空間」になります。

Q　つまり、極端ないい方をすれば、日本国内の人たちや世界の人たちが参加すれば、集合原子核のエネルギー（気療生命エネルギー）の地球規模の強大な「原子核空間（気療空間）」ができるわけですね。

A　その通りです。強い「原子核空間（気療空間）」の原子核エネルギー（気療生命エネルギー）の瞬間伝達交流が行われますから、体内に眠っている「自他治癒力（積極的免疫力）」が身につきます。

Q　では、「新型コロナウイルス」に負けない「自他治癒力（積極的免疫力）」を身につけるために、毎晩「10時からの30分間」、気療ハンドで遠隔気療ネットワークに参加します。用事があるときは、休みます。

A　それはいいですね。それと参考ですが、現在、日本では、少子化が深刻な問題となっています。人口の減少が進んでいます。不妊で悩んでいる方々は、遠隔ネットワークに参加することをおすすめします。脳幹の働きが活性化することにより、「生殖機能」が強化されます。人口減少は、日本の体力（国体）の低下になります。

Q　不妊にも効果があるのですか？

A　あります。脳幹の働きが、生命力を支配し、子孫を残す力を支配しているからです。

Q　そうですか。不妊で悩んでいる方々は、遠隔気療ネットワークに参加されるといいですね。

A　その通りです。最後になりますが、次の文句を挙げました。

◎遠隔気療ネットワークに参加して、新型コロナウイルスに負けない気療筋肉をつくろう！

◎遠隔気療ネットワークに参加して、新型コロナウイルスに負けない自他治癒力（積極的免疫力）を身につけよう！

6　気療現象学——「実践哲学」

「気療現象学」とは、気療エクササイズや気療ヒーリング（対面気療ヒーリング・遠隔気療ヒーリング）によって起こるさまざまな「気療現象の本質」を、気療ハンドを使って、追究・研究する学問です。もちろん正式な学問ではなく、私が研究するテーマとして提唱しているものです。

具体的には、生理機能、物理機能、すなわち医学的、物理学的、化学的に、そして原理的に明らかにする「実践哲学」です。

7　気療現象の「本質」は「原子核」にあり！

気療ハンドによる気療現象の「本質」は、私たちの体のもとである「原子核」に帰着しました。体調不良・ケガ・傷などは、細胞がダメージを受けた状態です。ですから、ダメージを受けたミクロの細胞が修復すれば、体調不良・ケガ・傷などの患部はよくなり、健康になります。

現代療法は、体外から患部を治す体外療法です。４次元的「マクロの視点」から、ミクロの細胞を癒すわけです。

一方、ダメージを受けたミクロの細胞は、超・超・超ミクロの「原子核のエネルギー」によって修復することもできます。そして患部がよくなり、心身ともに健康になります。これが体内から癒す「体内療法」です。つまり「体外療法」は「マクロ」から「ミクロの細胞」へという視点で行います。これに対して体内療法は、「超・超・超ミクロ」から「ミクロの細胞」へという視点で行うのです。

原子核にはもう一つの役割があります。「原子核空間」は、原子核の「瞬間伝達物質」からできています。原子核空間では、物体・距離・時間・方向の概念はありません。例えば地球の裏側にいる人と瞬間につながり、瞬間伝達交流ができます。

よって、気療ハンドによる気療現象の「本質」は、「原子核にあり！」と主張しているのです。

第13章　自他治癒力は「癒しの原点」

――「癒しの人体地動説」

23ページの表1「人体の3機能（天動説・地動説）」を再度ご覧ください。人体の「物理機能」を基礎にして、未知なる「癒しの仕組み」を癒しの人体「地動説」としました。この地動説の根拠を項目ごとに説明してきました。気療ハンドが、癒しの人体「地動説」の始まりであり、入り口になります。ここで、この癒しの人体「地動説」を、簡潔明瞭《めいりょう》にまとめてみましょう。

まず、「気療ハンド」にすることにより、「太古の脳幹」を呼び起こします。太古の脳幹が、「原子核」を活発化します。原子核の活発化は、「気療筋肉」をつくります。気療筋肉をつけることで、「自他治癒力」を身につけられます。

自他治癒力が、体調不良・ケガ・傷などを積極的に癒し、病気を予防します。この自他治癒力（積極的免疫力）が、私たちの体内に遺伝情報として眠っている、「健康資源」です。この健康資源が癒しの「人体地動説」の根拠となり、「癒しの原点」となります。

Q　気療ハンドが、癒しの「人体地動説」の始まりですか？

A　そうです。気療現象を解明するのに33年を要しました。

Q　言葉もなく、理論もなく、まったくの0から、よくまとめましたね。

A　では、「癒しの人体地動説」の長所（利点）を、次に挙げましょう。

1　病気やケガ・傷などが軽傷の場合、自他治癒力（積極的免疫力）で修復できる

Q　病気やケガ・傷などが軽傷の場合、自然治癒力で治るのですか？

Ａ　そうです。私たちは、病気やケガなどをしたときは、すぐに病院や医者にかかろうとします。それが習性になっています。

　でも、よく考えてみてください。医学的処置をした後は治るのを待ちますよね。最終的には自分の「治癒力」で癒すのです。これが「自然治癒力」です。しかし私たちは、医者、薬などが治すと思いがちです。

Ｑ　言われてみればそうですね。そこで自他治癒力の登場ですか？

Ａ　そうです。「自他治癒力」は、体内で積極的に自分の患部を癒し、他者の患部を癒す「力」があります。例えば、切傷や打撲を負った場合、負傷した患部から10㎝ほど離して、気療ハンドで「手振りと静止」を繰り返します。それだけで苦痛がやわらぎ、よくなったりします。自分も他者も同じ方法でよくなります。もちろん、医療行為ではありません。

Ｑ　私たちには素晴らしい治癒力、自他治癒力があり、それを刺激するということですね。

Ａ　心配だったら、医療機関で検査・治療してもらい、あとは自他治癒力で積極的によくなるようにすればよいと思います。

Ｑ　なるほど。気療ハンドを使って、自他治癒力を高めるようにすれば、病院に頼る回数が減るかもしれませんね。そうなれば結果的に、国の医療費も、家計の医療費も節約できますね。

Ａ　その通りです。これから高齢化がますます進んで、医療資源が間に合わなくなるといわれています。

Ｑ　重い症状や状態でなければ、自分の体調不良やケガは、できるだけ、自分たちで治したいですね。

A　そうですね。自他治癒力は、「癒しの原点」です。

2　体調不良・ケガ・傷などが重症・中等症の場合は、医学的処置を行い、併行して自他治癒力（積極的免疫力）を活用する

Q　体調不良・ケガ・傷などが重症または中等症の場合、医学的処置が必要ですか？

A　もちろんそうです。医学的処置をしながら、気療ハンドによる「自他治癒力」を活用すれば、非常に治癒効果が期待できます。

Q　そうですか。治癒効果について説明してください。

A　まず苦痛がやわらぎます。そして治癒期間の短縮が期待できます。例えば、骨折や傷などは、気療ハンドをしない場合と比べると、約半分の日数で治ることが多いですね。

　さらにいえば、余病もなく単純な「ギックリ腰」の腰痛ならば、1回の気療ヒーリングで8割ぐらいよくなったりしますね。ただ、もちろん気療ヒーリングだけに頼らず、適宜、医療機関で検査などを受けるようにしてください。

Q　そうした方が安心ですね。それでも、気療ヒーリングをすることで、病院などの通院回数が減るなら、苦痛に耐える期間も少なくて済むし、国の医療費と本人負担の医療費も少なくて済みますね。

A　そうですね。さらにいえば、医学の枠外、また医学の常識を超えた癒しの効果があったりします。これが、活用しないで体内に眠っている健康資源、すなわち自他治癒力です。

Q　なるほど。これからは、気候変動により、自然災害が予想されます。避難所生活では、気療ハンド

を使って気療エクササイズや気療ヒーリングをして、不安な気持ちをやわらげるのもいいですね。

A　そうですね。気療ハンドによる自他治癒力は、誰にでもありますから、ありとあらゆる分野に活用できます。「自他治癒力」は「癒しの原点」です。

3　気療ハンドによる自他治癒力（積極的免疫力）は、病気の予防に役立つ

Q　病気の予防にも役立つと考えられるわけですね。

A　そうです。気療ハンドを使って、気療エクササイズや気療ヒーリングをすればするほど、骨格筋や内臓の器官などの普通筋肉が「気療筋肉」に変わり、自他治癒力が身につきます。

Q　気療筋肉になればなるほど自他治癒力が強くなり、病気になりにくい体（心身）になるわけですね。

A　その通りです。病気にならなければ、国の医療費や個人の医療費もなくなります。

Q　よくわかりました。気療ハンドで気療筋肉を増やしたいと思います。

4　気療ハンドによる自他治癒力（積極的免疫力）が、健康寿命を延ばす

Q　健康寿命を延ばすことができるのですか？

A　もちろんです。答えは簡単です。健康で長生きすればよいのです。それが健康寿命です。

Q　なるほど。これからはみんなが１００歳まで生きる、人生１００年時代に「ピッタリ」と当てはまりますね。

A　その通りです。次の項で気療用語としての「気療ハンドエネルギー」が登場します。

5　「気療ハンドエネルギー」が、自他治癒力（積極的免疫力）を高める

Q　「気療ハンドエネルギー」という言葉は初めて聞きました。

A　気療ハンドも「原子核」からできていて、「原子核のエネルギー」を発生させ、発散します。活性化した「原子核のエネルギー」を実践的に活用できるのは、「気療ハンド」だけです。そこで「気療ハンド」と「原子核のエネルギー」を合わせます。

つまり、「気療ハンド」から「原子核のエネルギー」が発生し、発散されると考えられますので、気療用語として合わせて、「気療ハンドエネルギー」と呼ぶことにします。または略して「ハンドエネルギー」と呼ぶことにします。

Q　いいですね。「気療ハンド」というと、まずなんだろうと思いますが、「気療ハンドエネルギー」というと、体調不良・ケガ・傷などを癒すというイメージと結びつきやすくなります。

A　「気療ハンドエネルギー」または、「ハンドエネルギー」に理論的にたどり着くのに33年の年月を要しました。気療理論として説明ができるようになりました。

Q　今まで説明を受けて、納得しました。「気療ハンドで自他治癒力（積極的免疫力）を身につけよう」

から、「気療ハンドエネルギーで自他治癒力（積極的免疫力）を身につけよう！」にステップアップしたということですね。

A　そうです。気療エクササイズや気療ヒーリングを行う際も、「気療ハンドエネルギー」または「ハンドエネルギー」を気療用語として使っていけば、より理解ができると思います。

詳しくは、改めて次の第14章で説明します。

第14章

「気療ハンドエネルギー」で自他治癒力（積極的免疫力）を身につけよう！

エネルギーとは、活動の源として、体内に保持（保有）する力のことをいいます。気療ハンドにすると、「太古の脳幹」が呼び起こされると考えられます。この太古の脳幹が、強い指令を発して、全身の普通筋肉から、強い癒しの「気療筋肉」に変えます。

あくまで仮説ですが、この「気療筋肉」に「原子核のエネルギー」の活性化が始まると考えられます。そして、この原子核のエネルギーが、体内に発生・発散します。同時に「気療ハンド」にも「原子核のエネルギー」が発生し、発散すると思われます。このことを「気療ハンドエネルギー」あるいは「ハンドエネルギー」と呼ぶことにします。

Q　「気療ハンドのエネルギー」とはどういう意味ですか？

A　気療エクササイズや気療ヒーリングは、基本的に、気療ハンドの「手振りと静止」を繰り返すだけです。気療ハンドの「手振りと静止」だけでさまざまな気療現象を起こしてきました。

何度も例に出しますが、スペインの羊３００頭、アフリカ（ケニア）のバッファロー２００頭、アメリカのバイソン２００頭などは、基本的に気療ハンドの「手振りと静止」の繰り返しで気持ちよく倒れ込んで気療睡眠に入りました。

Q　そうです。私もテレビで観て感動しました。でも不思議ですね。

A　当の本人である私が一番ビックリしました。

Q　なぜ気療睡眠に入ったのか、説明できますか？

A　仮説ですが、説明できます。

ここで、61ページの表8「人体の階層構造（生理機能・物理機能）」を再度ご覧ください。私たちの体に当てはめてみましょう。生理機能としてはマクロの人体からミクロの細胞まで、物理機能としてはミクロの細胞から超・超・超ミクロの素粒子までと、「人体の階層構造」になっています。

生理機能のミクロの細胞までは、多くの人が知っています。一般的にこの知識で十分でしょう。ところが気療現象を説明するためには、生理機能だけではまったく解説できませんし、理解されません。

Q　そこで、物理機能の「原子核」の働きが必要なわけですね。

A　そうです。気療現象学の理論編（191ページ〜）で説明してきましたが、気療ハンドによる「原子核のエネルギー」の働き（活性化）が必要となります。

つまり、1兆分の1㎝の「原子核のエネルギー」の活性化が起点となります。超・超・超ミクロの「原子核」の視点から、気療現象を見ることにします。「原子核」に着目して、「原子核」の働きをもとに気療現象を解明しようとしているのです。

Q　気療ハンドにより、「原子核のエネルギー」を活性化することができるわけですね。

A　そう考えられます。再度、表8「人体の階層構造（生理機能・物理機能）」の「器官系」の欄をご覧ください。系統別に人体を網羅《もうら》しています。

この「器官系」または「各器官」は、すべて目には見えない超・超・超ミクロの「原子核」からできています。つまり私たちの体は、この「原子核」からできているということです。特に注目したいのが、「器官系」の欄の骨格筋です。

Q　「手のひら」と「気療ハンド」がありますね。

Ａ　そうです。手のひらは「原子核」からできているということです。

Ｑ　ということは、自由に動かす手のひら（フリーハンド）も「原子核」からできているわけですね。

Ａ　その通りです。

Ｑ　フリーハンドと「気療ハンド」の違いがあるのですか？

Ａ　フリーハンドは、大脳と運動神経の働きによる「普通筋肉」です。気療ハンドにすると、「太古の脳幹」と「気療神経」の働きによる「気療筋肉」になると考えられます。フリーハンドの「普通筋肉」には、原子核のエネルギーの活発化はありません。またその概念もありません。

　気療ハンドの「気療筋肉」には、「原子核のエネルギー」の活発化（働き）があると考えられます。なぜなら、「太古の脳幹」指令による「手のひら」の筋肉細胞の「瞬間収縮硬直と弛緩」があるから「気療筋肉」になるのでしょう。逆に気療筋肉にならなければ、「原子核のエネルギー」の活発化はないはずです。

Ｑ　前に説明を受けたので、よく理解できます。

Ａ　ここで理解してほしいのは、気療ハンドにすることにより、「手のひら」や「足のうら」を含めたすべての「筋肉」が「気療筋肉」となり、「原子核のエネルギー」を活発化させるということです。つまり気療ハンドも「原子核のエネルギー」を発生させ、発散すると考えられるのです。

Ｑ　気療ハンドが「原子核のエネルギー」を発生させ、発散するので、それを短く表して、「気療ハンドのエネルギー」、すなわち「ハンドエネルギー」と呼ぶわけですか？

Ａ　そうです。各器官系や各器官の臓器なども、「原子核のエネルギー」が活発化します。簡単にいえば、気療ハンドは全身の「気療筋肉」を代表して「原子核のエネルギー」を発生させ、発散するのです。「マクロ」は「ミクロ」、「ミクロ」は「マクロ」です。だから、「気療ハンドのエネルギー」、または「ハンドエネルギー」を登場させたのです。

Q　なるほど。わかりました。

A　では、１４３ページの表17「人体の超ミクロとマクロの関係（人体の階層構造）」をご覧ください。

Q　この表はなんですか？

A　③の１兆分の１㎝の「原子核のエネルギー」を見てください。原子核のエネルギーには、「核力（引力と斥力）」のエネルギーと、「原子核反応（核反応）」のエネルギーがあります。

　仮説ですが、この二つのエネルギーが階層的に集合・集積してマクロ化して、体内から体外へ発散されると考えられます。その際、「核力と核反応」は、想像を絶する強いエネルギーがあると思われます。

Q　なるほど。だから気療ハンドと動物たちとの「原子核のエネルギー」の「瞬間伝達交流」により気持ちよく倒れ込んで気療睡眠に入るわけですね。

A　その通りです。核力と核反応（核爆発）の超ミクロの「マクロ化」によって、動物たちは、倒れ込んで気療睡眠に入ったのでしょう。

Q　ということは、原子核のエネルギーのマクロ化現象により、ヒグマやシベリアンタイガー、ベンガルタイガー、グリズリーなどの動物たちも、自分の体内の「原子核のエネルギー」のマクロ化現象により、自ら気持ちよく倒れ込んで気療睡眠に入ったわけですね。

A　そうだと思います。一見対決しているように見えるかもしれませんが、実は気療ハンドと動物たち

との「原子核のエネルギー」交流、すなわち癒しの「気療生命エネルギー」交流だったのです

Q　ということは、気療ハンドの「原子核のエネルギー」により、人間も動物たちも「気療筋肉」になるわけですね。

A　その通りです。「気療筋肉」が身につけば、すなわち「自他治癒力（積極的免疫力）」が身につくということです。自他治癒力が身につけば、免疫力もつきますから、体調不良・ケガ・傷などがよくなると期待されます。病気の予防にもなるでしょう。さらに健康寿命を延ばすこともできます。

Q　わかりました。「気療ハンドエネルギー」、つまり「ハンドエネルギー」は素晴らしいですね！

第15章　気療ハンドによる「気療エクササイズ」

——自他治癒力（積極的免疫力）を身につけよう！

1　気療ハンドの3つの手《て》応《ごたえ》感覚

①手応感覚の強弱……「原子核のエネルギー（気療生命エネルギー）」を感ずる「強さと弱さ」
②手応感覚の種類……手応感覚には、いろいろな種類がある
③手応感覚の硬軟……「原子核のエネルギー（気療生命エネルギー）」を感ずる「硬さとやわらかさ」

Q　気療ハンドには3つの手応感覚があるのですか？

A　そうです。手応感覚は、初めての人にはほとんどありません。手応感覚がない理由は、大脳の抑制機能によって、気療神経である感知判別神経の働きが封印されているからだと考えられます。

Q　感知判別神経が、なぜ封印されているのですか？

A　これは推測ですが、太古の時代から大脳が発達と進化を遂げたことにより、目には見えないエネルギーや低周波、電磁波などの波動を感じなくなりました。これは大脳の「抑制機能」のおかげでしょう。

そういったものも感じないから、私たちは安心して生きていけるわけです。そのため、気療ハンドの世界を発見することができなかったと言えるわけです。

Q　なるほど。気療ハンドと動物たちの気療睡眠も関係しますか？

A　おおいに関係します。動物たちには大脳がありませんから、人間と違って脳幹だけで生きていま

す。大脳の抑制機能はありませんから、想像を絶する感知判別神経の働きをもっていると思います。ものすごく鋭敏な感覚を全身にもっていると思われます。

だからこそ、私の気療ハンドから発散される「原子核のエネルギー（気療生命エネルギー）」の瞬間伝達交流を感じて気持ちがよくなり、倒れ込んで気療睡眠に入ったのでしょう。これも、「気療ハンドエネルギー」によるさまざまな気療現象の証明（エビデンス）になります。

Q　では、お聞きしますが、「気療ハンドエネルギー」で気療エクササイズをすれば、誰でも手応感覚を感ずるようになるのですか？

A　もちろんです。誰でも手応感覚は出てきます。最初は手応感覚がなくても気療エクササイズを続ければ、大脳の「抑制機能が緩和」されて、感知判別神経の働きが発達（上達）し、3つの手応感覚を鮮明に感ずるようになります。個人差はありますが、「痛み感覚」または「痛みのような手応感覚」を感ずるようになります。

Q　わかりました。時間があったら気療エクササイズを毎日続けます。

2　気療ハンドの手応感覚の種類――感覚語・擬態語

次の表24「気療ハンドの感覚の種類一覧表」をご覧ください。

Q　「感覚語と擬態語」の種類がたくさんありますが、どうしてですか？

表24　気療ハンドの感覚の一覧表

感覚語	擬態語	
硬直感	モアモア	ピリピリ
熱感	スースー	ビリビリ
温感	チリチリ	ビンビン
痺れ感	チクチク	フワフワ
ボール感	チカチカ	ツーン
圧迫感	ジリジリ	ドキドキ
圧力感	ジンジン	ドクドク
圧縮感	ジワジワ	サラサラ
触覚感	ジーン	ボワーッ
ぬるま湯感	ズンズン	ポカポカ
ぬくもり感	ズキンズキン	ムズムズ
くすぐり感	ズーン	モゾモゾ
風流感	ヒリヒリ	サワサワ
撫でられ感	ズックンズックン	ザワザワ
引っ張り感	ブヨンブヨン	
重み感		
日焼け感		
冷感		

A　この一覧表は、塾生や一般の人たちが今まで発してきた言葉を「感覚語」と「擬態語」に分けてまとめたものです。初めは、手応感覚を感ずることができなくても、やがてこの表の言葉を感ずるようになります。

Q　誰でもですか？

A　誰でもです。気療ハンドにすれば、大脳の抑制機能が緩和されて、脳幹（太古の脳幹）が主体となり、脳幹指令により、感ずるようになります。ちなみに、動物たちは、この手応感覚の数千倍、数万倍を感じて気療睡眠に入ったと推測されます。

3　「1人気療エクササイズの型」——「気療ハンドで自他治癒力（積極的免疫力）を身につけよう！」

Q　1人気療エクササイズで、「自他治癒力（積極的免疫力）」が身につきますか？

A　もちろんです。気療ハンドにして、「感ずるがまま」と「あるがまま」に気療エクササイズを続けていけば、「自他治癒力（積極的免疫力）」がどんどん強くなり、身につきます。

Q　感じない人は、どうすればよいのですか？

A　感じても感じなくても、気療エクササイズを重ねていけば、やがて手応感覚が出てきて強く感ずるようになります。

Q　気療ハンドで気療エクササイズを続けていけば、前に説明を受けた「体内と体外」の気療現象が起こるのですか？

A　そうです。簡単にいえば、気療現象学の気療理論通りに気療現象が起きて、「自他治癒力（積極的免疫力）」が身につきます。この「自他治癒力（積極的免疫力）」が、体調不良・ケガ・傷などを積極的に癒し、また病気の予防になります。

そして、１人気療エクササイズを行っても、「体内療法」と同じ気療現象が起きます。

では気療ハンドを使って１人でできる、１人気療エクササイズの型を紹介します。

エクササイズ①　気療ハンド間隔合わせ交流

Q　気療ハンド間隔合わせ交流とは、どういう意味ですか？

A　この型は、いろいろな気療エクササイズの型の原型です。

Q　左右の気療ハンドで10㎝の間隔をあける意味は、なんですか？

A　10㎝の間隔がよいというのは、経験則（経験的法則）で得たものです。左右の気療ハンドを10㎝の間隔をあけて合わせた瞬間、原子核のエネルギー（気療生命エネルギー）の交流が始まります。これが左右の気療ハンド同士を「静止状態」にしたままの、「原子核のエネルギー」の「瞬間伝達交流」です。

Q　手のひらや足のうらを含めて、私たちの体はすべて原子核からできていますよね。気療ハンドにすると、手足や全身の原子核のエネルギーが活発化するわけですね。

A　そうです。気療ハンドにすると、「太古の脳幹」指令により「原子核のエネルギー」が活発化して、気療筋肉をつくります。「気療筋肉」が「自他治癒力（積極的免疫力）」を高め、身につくと考えられます。

Q　確か、原子核自体が「瞬間伝達物質」の役割を果たし、原子核自体がエネルギーの発生源であり発散源でもあると、説明を受けました。

A　その通りです。気療ハンドも原子核からできています。気療ハンドの筋肉細胞の「瞬間硬直」は、脳幹指令による強烈な「硬直現象」です。この硬直現象の〝力〟は、原子核をつくる核力「引力と斥力」のエネルギーです。

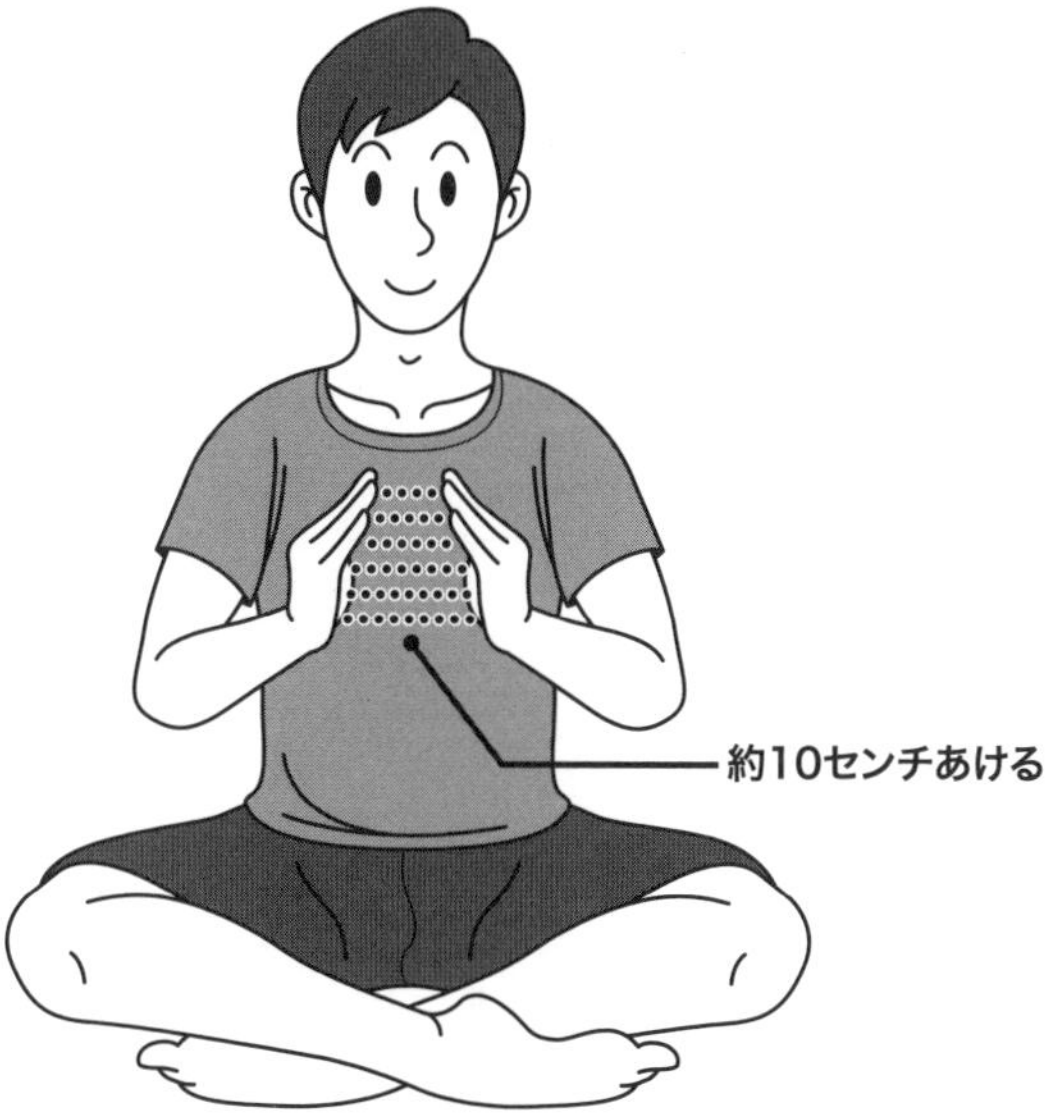

気療ハンド間隔合わせ交流

これは、本人は感ずることができません。誰かにチェックしてもらって初めて、「筋肉硬直現象」がわかります。私も25年以上わかりませんでした。フリーハンドの中に隠れて誰も発見できなかったのです。

Q　1人気療エクササイズでも、「原子核空間」はできるのですか？

A　もちろんです。前に説明したのでここでは省略しますが、現在の宇宙は、「原子宇宙」といわれています。

原子は、原子核と電子からできています。原子から電子を取れば、「原子核」が残ります。銀河や星、太陽、地球、月、そして私たち生物は、「原子核」からできています。すべて「原子核」からできています。

ということは、地球や空気、私たちの体は、１兆分の１㎝の「原子核」の空間の中に存在しているということです。地球や空気、私たちの体は、「スカスカ」の状態で存在しています。

目に見える「物体」でありながら、「原子核空間」の中に存在しているのです。究極的にいいますと、地球や空気・水、そして私たちの体は、「原子核空間」そのものといえます。

Ｑ　え！　私たちの体が、「原子核空間」そのものだというのですか？　これは、誰も信じないでしょう？

Ａ　「原子核のエネルギー」の「原子核空間」は想像を絶する強烈なエネルギーでできていることも、誰も信じないと思います。

Ｑ　では、どうするのですか？

Ａ　振り返ってみてください。気療ハンドが起こすさまざまな「気療現象」をどのように説明してきましたか。逆にたずねますが。

Ｑ　そう言われてもわかりません。

Ａ　そうでしょう。だから「仮説」として、断言すればよいのです。

Ｑ　そうですか？

Ａ　この「仮説」が間違いか、そうでないか、後世の人が解明してくれると思います。言い忘れましたが、「原子核空間」は物理現象（物理機能）で、「気療空間」は生理現象（生理機能）です。

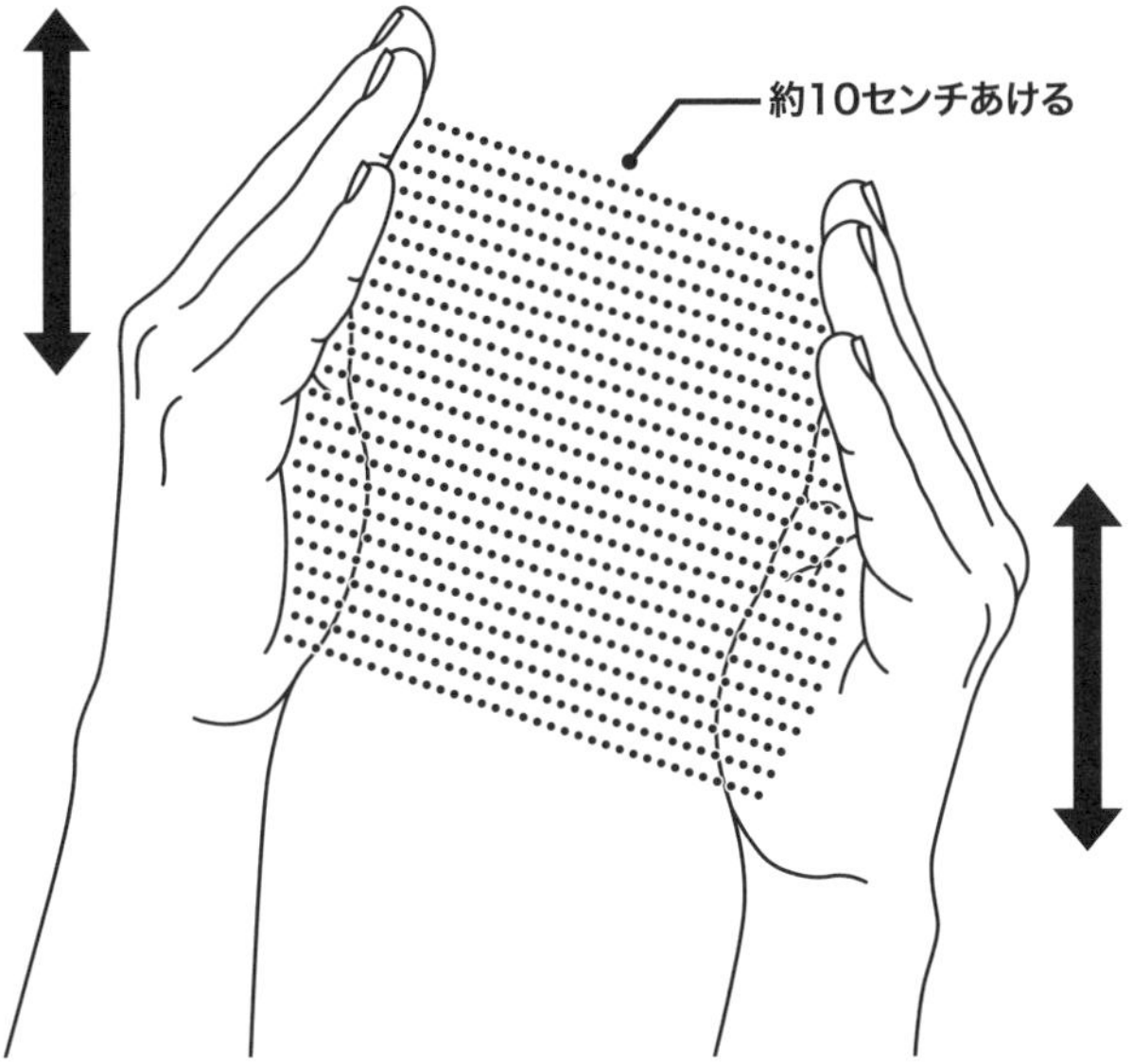

気療ハンド気練り交流

Q　そうですか。わかりました。

エクササイズ②　気療ハンド気練り交流

Q　気療ハンド気練り交流とはなんですか？

A　その前に気療ハンドにするための注意点を説明します。まず5本の指をそろえて、手のひらを「くの字」にします。このまま力を抜いた状態と、5本の指に力を入れすぎた状態ではだめです。5本の指を開いた状態もだめです。

これらは「フリーハンド」です。大脳と運動神経の働きです。

気療ハンドの唯一の手法は、5本の指をそろえて手のひらを「くの字」にし、「親指を人さし指に強く押しつけた状態」にします。押しつけた状態にしますと「気療電源」がスイッチオンとなり、「太古の脳幹」が呼び起こされ、同時に「気療電流」と「気療神経」が作動します。これが「気療ハンド」です。

気療ハンドになった「手のひら」は「太古の脳幹」指令によって「自然硬直（筋肉細胞の瞬間収縮硬直と弛緩）」します。これが気療ハンドの「筋肉硬直」です。つまり「原子核のエネルギー」による「気療筋肉」です。

この強い「気療筋肉」の「硬直感」は、本人の神経では感ずることができません。つまり自覚がないのです。他人に親指と人さし指を引き離す確認をしてもらうことで初めてわかります。離そうとしてもビクとも動きませんから、初めて「気療ハンド」だと気づくのです。大発見です。

Q　気療ハンドが人体の超・超・超ミクロの「原子核空間」の入り口になるわけですね。

A　その通りです。では、気療ハンドの気練り交流を説明します。

左右の気療ハンドの間では「原子核のエネルギー（気療生命エネルギー）」の瞬間伝達交流が行われます。そこで気療ハンドを交互に上げ下げすることで「原子核のエネルギー」が活性化します。そうやって、「自他治癒力（積極的免疫力）」が身につくと考えられます。つまり「気練り」は、刺激交流です。

Q　なるほど。わかりました。

エクササイズ③　気療ハンドと5本指交流

Q　気療ハンドと5本指交流とは、どういうことですか？

A　この型は、気療ハンドも5本指も、「原子核のエネルギー」の瞬間伝達交流を感ずるためのエクササイズです。この型には特長があります。

Q　どんな特長ですか?

A　両手を気療ハンドにします。右手の気療ハンドは5本の指をそろえた「くの字」を直角にします。そして左手の気療ハンドに向けて、前に出したり後ろに引いたりします。その動きを左手の気療ハンドで感ずることになるのが気療エクササイズです。次に同じ動きを今度は左手の気療ハンドでします。手を替えながら何度もエクササイズを続けると、やがて左右の気療ハンドの手応感覚に差が出てきます。より強く感ずる方の気療ハンドが、気療ヒーリングをする際の「利《き》き手」になります。気療ヒーリングは、「素手一本」で行いますから。

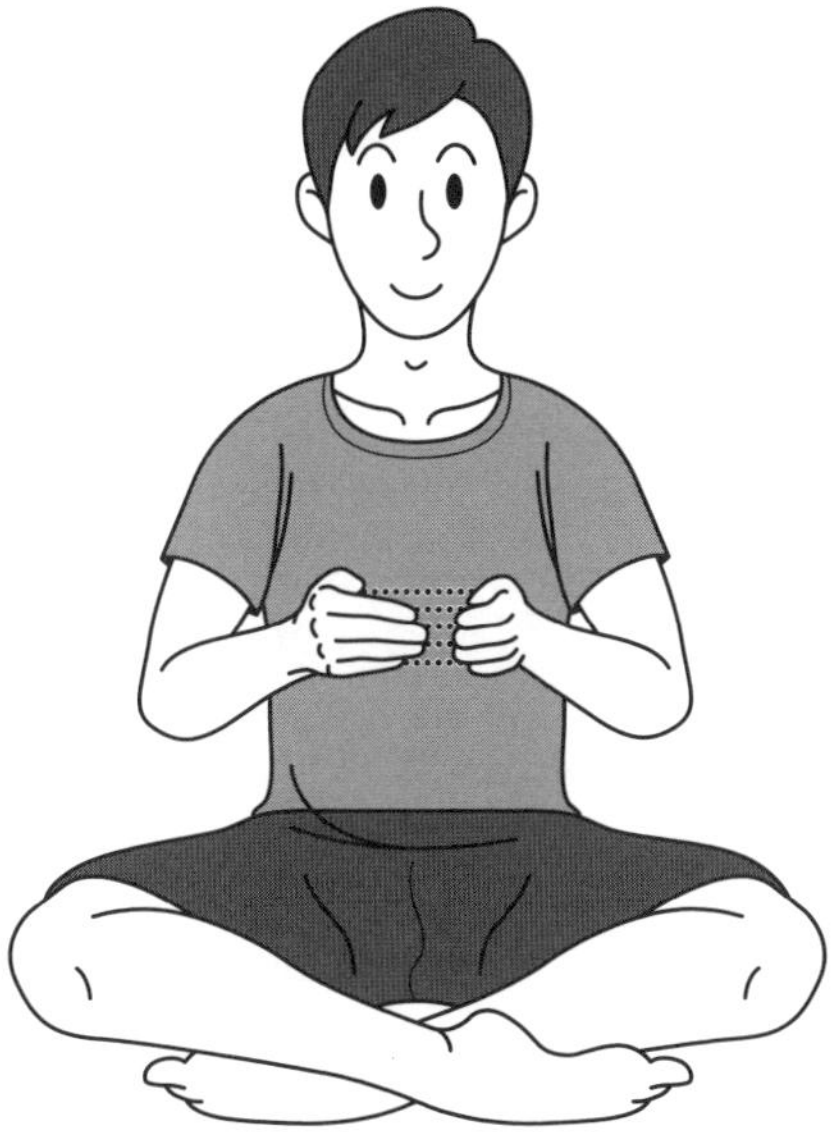
気療ハンドと五本指交流

Q　より強く感ずる方の気療ハンドが「利き手」ですか?

A　そうです。手応感覚が強くなってくると、体調不良・ケガ・傷などがよくなっていく様子を感知判別することができるようになります。ちなみに「利き手」の割合は、気療ハンドが左という人が7割、右という人が3割です。

Q　「利き手」は、「感ずるがまま」「あるがまま」

にエクササイズをやっていけば、決まってくるのですか？

A　そうです。なぜならば、より強く感ずる方の気療ハンドを使いたくなるからです。

エクササイズ④　気療ハンド開閉交流

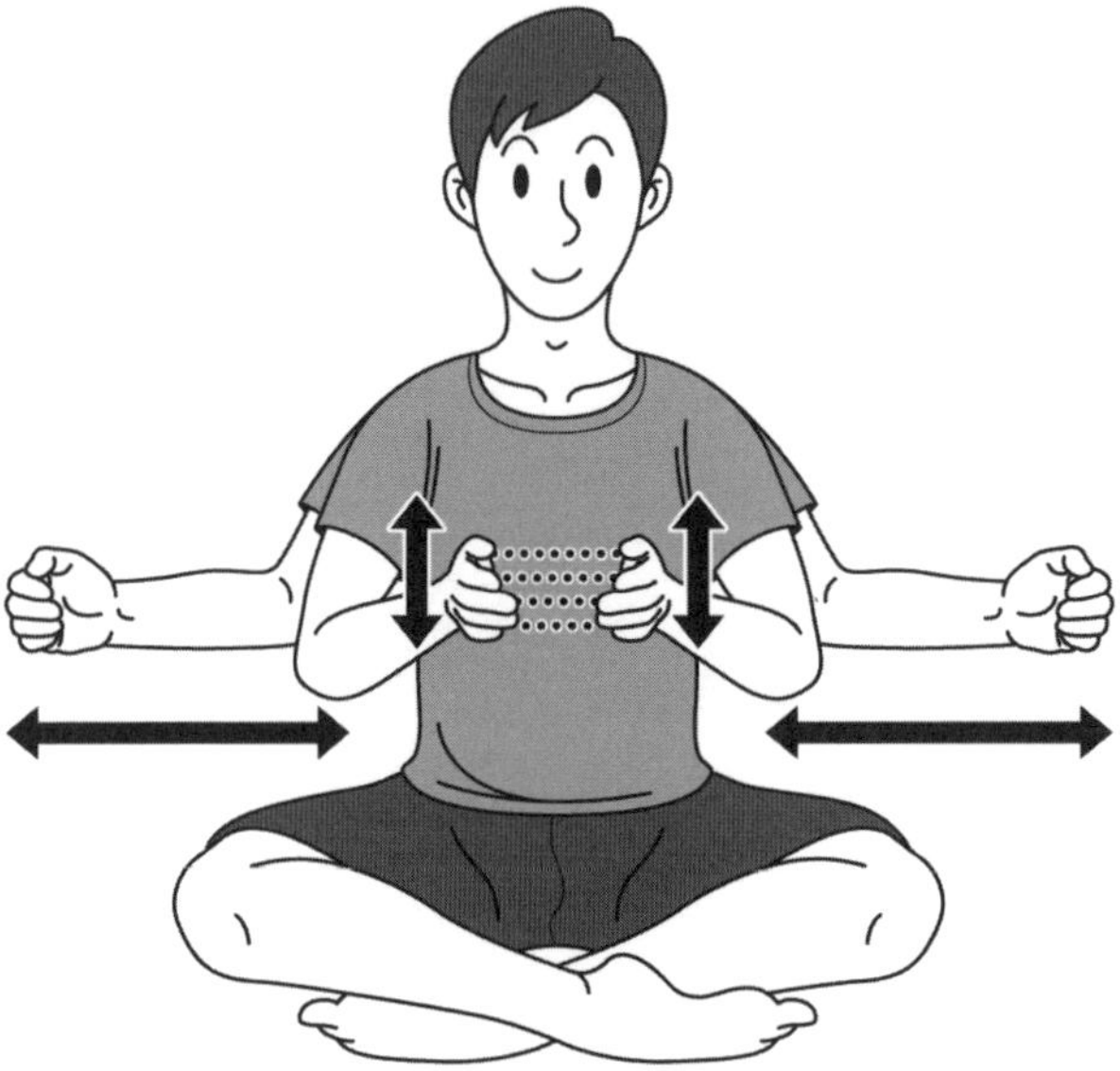

気療ハンド開閉交流

Q　気療ハンド開閉交流とは、なんですか？

A　この型が「原子核のエネルギー」の核力の「引力・斥力」に似ていることに気がついたのです。

Q　どういうことですか？

A　説明しますね。気療ハンドの間隔合わせ交流から気練り交流をします。次に10㎝の間隔から、ゆっくりと気療ハンドをあけていきます。そうすると、左右の気療ハンドに「引っ張り感覚」を感ずるようになります。それから、左右の気療ハンドをゆっくりと閉じていくと、「圧迫感」を感ずるようになります。

Q　この「引っ張り感覚」と「圧迫感」は、誰でも感ずるようになるのですか？

Ａ　そうです。エクササイズを重ねていけば、「感知判別能力」が出てきます。

Ｑ　わかりました。それが、核力の「引力と斥力」とどういう関係があるのですか？

Ａ　１兆分の１㎝の原子核内で、パイ中間子の核力により、核子（陽子と中性子）同士が離れると「引力」が生まれ、近づくと「斥力」が生まれます。いわば超・超・超ミクロの特殊な「引力と斥力」です。ちなみに、原子核がバランスよく安定しているので星や地球、私たち生物が安定しているといわれています。

Ｑ　パイ中間子による「引力と斥力」と気療ハンドの関係を説明してください。

Ａ　先ほど説明したように、原子核内の「引力」が気療ハンドの「引っ張り感覚」に、「斥力」が「圧迫感」に当てはまることに気づいたのです。つまり、気療ハンド同士が離れると「引っ張り感覚」と「引力」が生まれ、気療ハンド同士が近づくと「圧迫感」と「斥力」が生まれるのです。簡単にいいますと、気療ハンドと原子核の核力がまったく同じ現象を起こすと言えそうなのです。

Ｑ　マクロの気療ハンドと超・超・超ミクロの原子核が同様の現象を起こすとは、にわかには信じられませんね。でも真実であり事実と考えていいのでしょうか。

Ａ　私も驚きました。手応感覚のある塾生は、お互いの気療ハンドで離したり、近づけたりして「原子核のエネルギー」を体験・体感しており、その仮説に納得しています。

Ｑ　超・超・超ミクロの「原子核のエネルギー」の驚くべきマクロ化現象ですね。

Ａ　そうですね。強烈なエネルギーのマクロ化現象です。

Q　だから巨体の動物たちが、ゴロンゴロンと気持ちよく倒れ込んで気療睡眠に入ったのですね。

A　その通りです。

エクササイズ⑤　左右気療ハンド机挟み交流

Q　左右気療ハンド机挟み交流とは、なんですか？

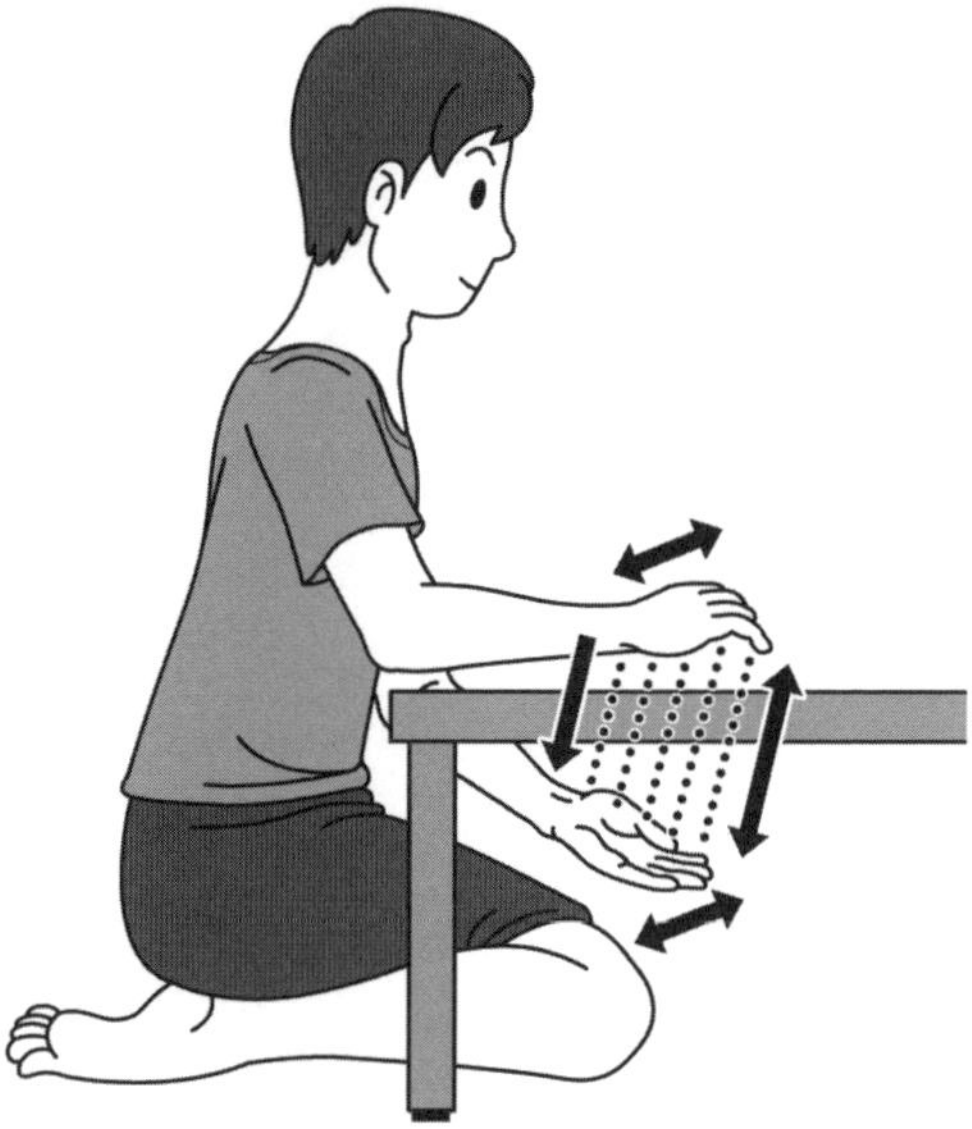

左右気療ハンド机挟み交流

A　常識的には、エネルギーが机を貫くとは考えられません。でもよく考えてください。机も気療ハンドも、体も床も空気も、すべて1兆分の1㎝の「原子核」からできています。この超・超・超ミクロの「原子核」または「原子核空間」は、物体も形も影もない「超ミクロ」の世界です。

Q　ということは、気療ハンドも机も、「原子核」は「原子核のエネルギー」のエネルギーでできているから、机を通して「原子核のエネルギー」を感ずるわけですね。

A　そういうことです。「手振りと静止」を繰り返してみてください。動きを気療ハンドの手のひらで感ずるでしょう。

Q　あ、ほんとだ。不思議だ！　でも不思議ではなく、「当然」なのですよね。

A　その通りです。

4　「2人気療エクササイズ」――「気療ハンドで自他治癒力（積極的免疫力）を身につけよう！」

エクササイズ①　2人の気療ハンドと気療ハンドの交流

Q　2人の気療ハンドと気療ハンドの交流とは、なんですか？

A　2人の気療ハンドと気療ハンドの交流は、「原子核のエネルギー」によって「自他治癒力（積極的免疫力）」を高め合い、癒し合う「気療エクササイズ」です。

　また気療ハンドエネルギーを高めて、「気療筋肉」を身につけることでもあります。

Q　気療ハンドで「太古の脳幹」を呼び起こし、「気療筋肉」を身につけ、「自他治癒力（積極的免疫力）」を身につけて、2人で癒し合うのが「気療エクササイズ」ですね。

A　その通りです。では、イラストの①を見てください。送り手の「気療ハンド」を回しながら、受け手の「気療ハンド」に向けて、気練りをしているエクササイズです。中段②のイラストでは、送り手の気療ハンドが上に向かって離れています。これが「引力交流」です。

気療ハンドと気療ハンド交流

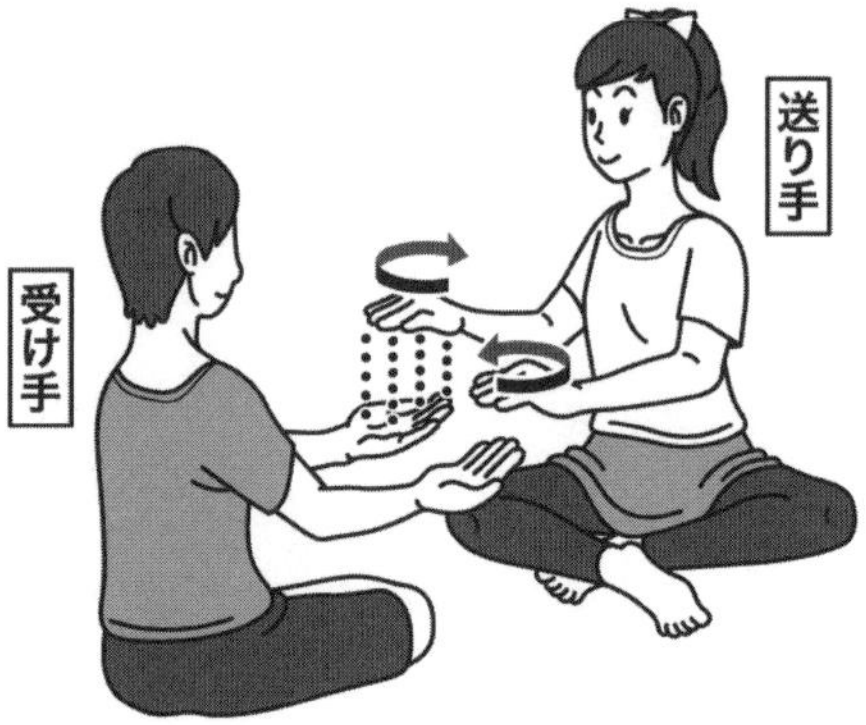

①受け手は、気療ハンドを上に向けます。送り手はその上に10センチ間隔で気療ハンドを下に向け、同じ高さのまま、こねるように回します（右回りでも左回りでもけっこうです）。

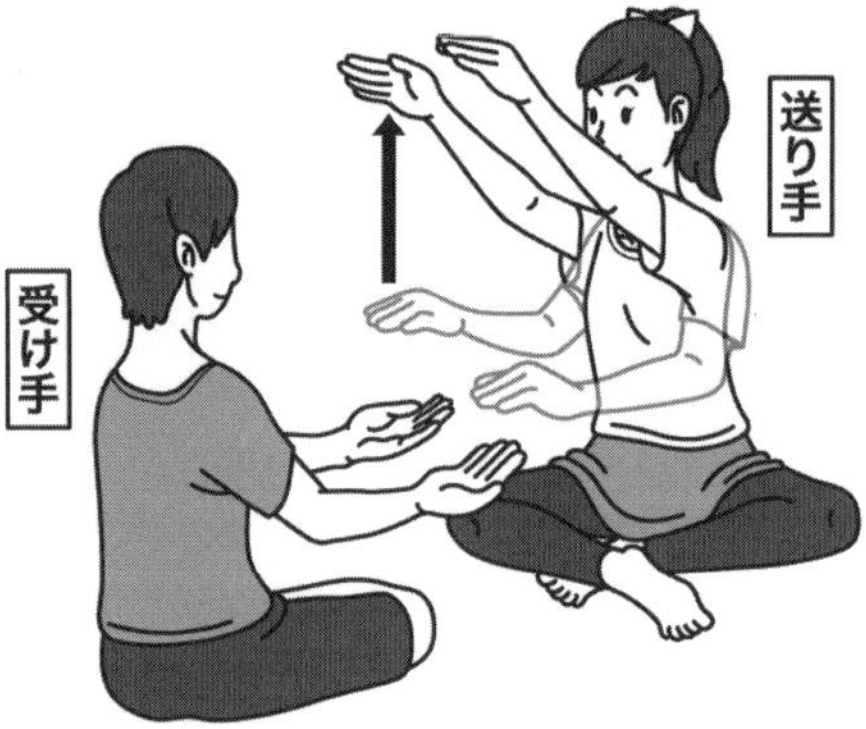

②送り手は気療ハンドを上に上げたり、下に下げたりします。

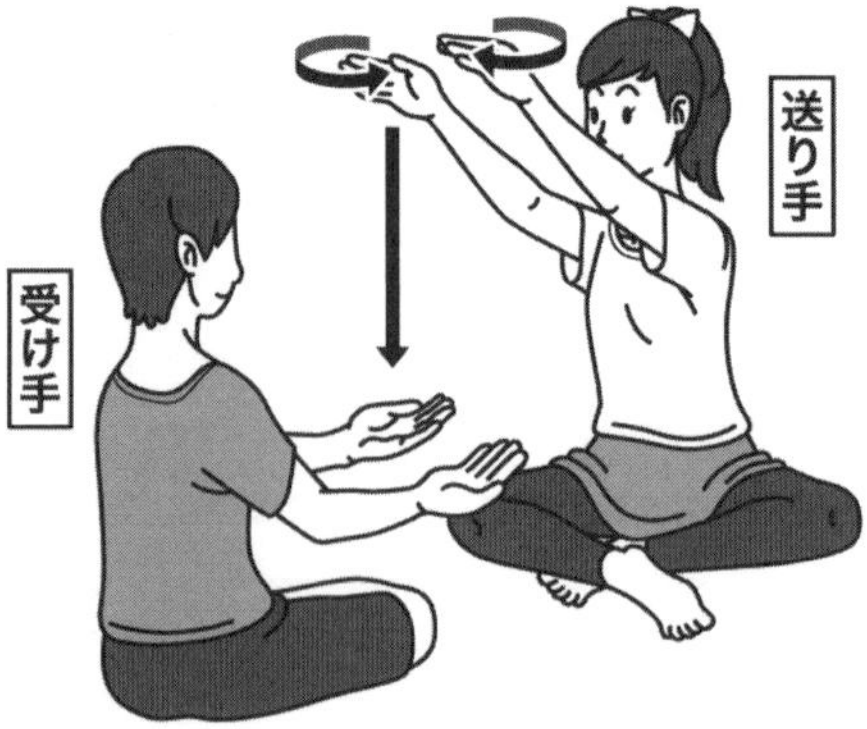

③送り手は、気療ハンドを上に上げたままで止め、その位置でこねるように回します。そして、下に向かってゆっくり下ろします。

下段③のイラストでは、送り手の「気療ハンド」が、受け手の気療ハンドに近づき、また戻っています。これが「斥力交流」です。これが2人の気療ハンドによる「引力と斥力」交流です。

この2人の気療エクササイズを続けることで、「原子核のエネルギー」が活性化して「気療筋肉」となり、体温が上がります。こうして「積極的免疫力」が高まり「自他治癒力」が、身につくと考えられます。

Q　2人の「原子核空間・気療空間」のエネルギーが高くなるわけですね。

A　その通りです。そして、2人気療エクササイズでも、「体内療法」と同じ気療現象が起きます。

5　「多人数気療エクササイズ」——「気療ハンドで自他治癒力（積極的免疫力）を身につけよう！」

エクササイズ①　コスモス交流

Q　「コスモス交流」とはなんですか？

A　大勢が車座になって、それぞれが両手を前に出した状態が、上から見ると「コスモス」の花のように見えるのです。そこから、コスモス交流と命名しました。

Q　どのようにするのですか？

A　上段のイラストで、送り手の1人が、床に気療ハンドを近づけています。①で送り手が、気療ハンドで床の上を3周します。②で送り手は、気療ハンドにしたまま、受け手の人たちの気療ハンドの上を

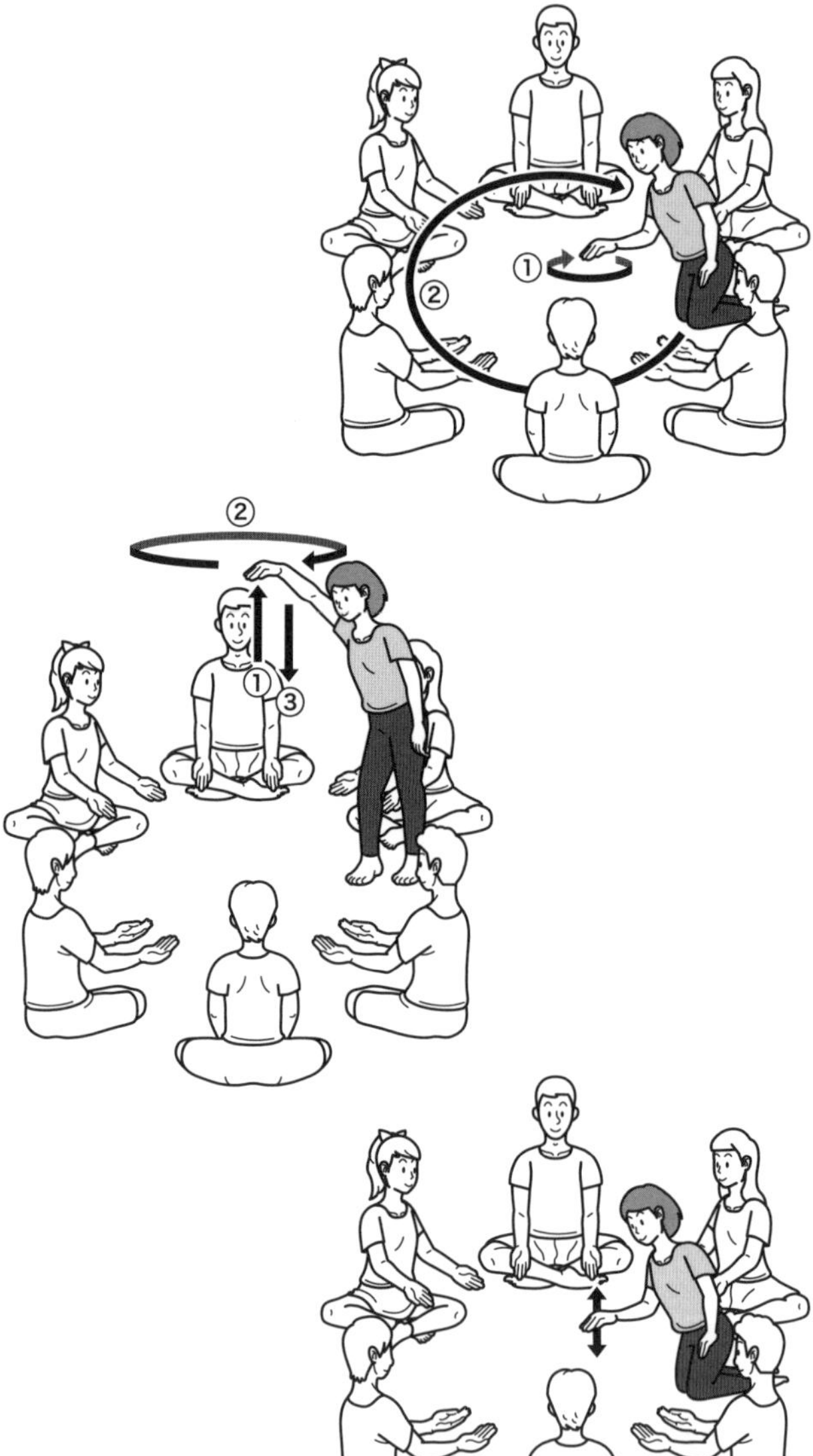

コスモス交流

2周します。

次に中段のイラストの①で、立ち上がりながら、頭上ぐらいまで気療ハンドをゆっくり持っていきます。このときに引っ張り感覚「引力」をお互いが感じます。

送り手は、気療ハンドにしたまま、頭上で大きく3周、回します（②）。そうすると、受け手の気療ハンドは気練り感覚「刺激交流」を感じるでしょう。

③で送り手は、気療ハンドをゆっくりと下ろします。送り手も受け手も圧迫感「斥力」を気療ハンドで感ずるはずです。次に送り手は、気療ハンドにしたまま、床に向かって「気打ち」を3回します（下のイラスト）。

Q　このコスモス交流は、どういう意味（効果）が、あるのですか？

A　参加人数に応じて、各人の「原子核のエネルギー（気療生命エネルギー）」が集合・集積することで、強い集合エネルギーの「原子核空間」が発生します。つまり、「原子核エネルギーの交流」の「原子核空間」です。この「原子核空間」エネルギー向上の相乗効果が生まれるのです。

Q　お互いが「気療ハンドエネルギー」を高め合い、そして癒し合うわけですね。

A　そうです。そうやって、お互いが気療筋肉を身につけ、「自他治癒力（積極的免疫力）」を身につけることができるのです。

そして、多人数気療エクササイズでも、「体内療法」と同じ気療現象が起きます。

第16章　「気療ハンドエネルギー」による気療ヒーリング
――他者（被気療者）の「体内療法」

1　気療ハンドエネルギーによる「体内療法」

気療者も被気療者も、「体内療法」により「気療筋肉」になる

Q　気療者も被気療者も、「体内療法」により「気療筋肉」になるとは、どういうことですか？

A　詳しいことは１９１ページからの気療理論編を再読してください。ここでは簡単に言っておきます。

気療者は、気療ハンドにした瞬間に、「原子核のエネルギー（気療生命エネルギー）」が活発化し、体内（全身）に発生して発散します。同時に全身の筋肉（骨格筋・内臓筋など）が「気療筋肉」になります。

これが「自他治癒力（積極的免疫力）」を呼び起こします。これこそが「気療ハンドエネルギー」です。

Q　被気療者も「気療筋肉」になるのですか？

A　そうです。気療者の「気療ハンドエネルギー」が、「原子核空間（気療空間）」を通して被気療者の原子核のエネルギーを活発化させて「気療筋肉」にすると考えられます。そうすると、「気療筋肉」により、生理機能として「癒しの三調整の原理」と「癒しの心身調整」が働き出します。これが体内に眠っている自他治癒力（積極的免疫力）の源泉です。

つまり、被気療者の「自他治癒力（積極的免疫力）」で、体調不良・ケガ・傷などがよくなるのです。これが被気療者の「体内療法」です。

Q　ということは、気療者の「気療ハンドエネルギー」が被気療者の体調不良やケガを治すのではなく、被気療者自身の「自他治癒力（積極的免疫力）」が、体調不良・ケガ・傷などをよくしているということですか？

A　そうです。気療者の「気療ハンドエネルギー」が、被気療者の「自他治癒力（積極的免疫力）」を高めるお手伝いをしていると言えます。

Q　だから、気療者も被気療者も、体内の超・超・超ミクロのエネルギーで、体調不良・ケガ・傷などを癒す「体内療法」をしていると言えるわけですね。まさに気療ヒーリングは、気療者も被気療者も健康になる「夢の療法」ですね。

A　そうです。例えば私の父は、胃ガンで手術をして胃の3分の2を切除しました。その翌年に肺ガンになり、3ヶ月の余命宣告を受けました。その後、制ガン剤が（当時は）効いてよくなりました。

その後、私のまねをして気療ヒーリングができるようになりました。75歳から87歳まで、脳出血で亡くなるまでの12年間、人様《ひとさま》に喜ばれながら、気療ヒーリングを続けました。父の口癖《くちぐせ》は、「おれはえらいものを授かった。世界一幸せ者だ」でした。

Q　素晴らしいですね。

A　そうですね。大事なことがあります。それは、自分のガンの再発がなかったことです。つまり、人様を気療ヒーリングしながら、自分のガンの再発を抑えたことです。

Q それはすごいことですね。まさに「気療ハンドエネルギー」による「夢の療法」と言ってもいいかもしれませんね。ということは、年齢、性別、人種を問わず、誰にでもできるということですね。まさに、「夢の療法」とも言えますね。

A その通りです。

Q 新型コロナウイルスについては、どうですか?

A まだ、新型コロナウイルスの感染者に会っていませんので、これはあくまで推測です。自他治癒力は「積極的免疫力」ですから、新型コロナウイルスにも負けないのではないかと思っています。

Q もちろん医療行為はできませんが、なんらかの効果があればいいですね。

A 気療ハンドエネルギーは、「原子核のエネルギー」ですから、なんらかの効果は期待できるかもしれません。

Q もっとも、気療ハンドエネルギーで、自己気療ヒーリングはできますよね。

A 家族同士でも、感染防止対策をしながらできますから。気療ヒーリングの基本的な方法は、後の項でイラストに基づいて説明します。

2 気療ヒーリングの方法は、気療ハンドの「手振り」と「静止」

Q 被気療者の体調不良・ケガ・傷などを改善させるには、気療ハンド「エネルギー」を「手振り」したり、「静止」したりを繰り返すのがよいのですか?

Ａ　その通りです。気療ハンド「エネルギー」の「手振り」と「静止」が基本です。この基本だけで気療効果が出ます。

　では、48ページ～の「『太古の脳幹』が、ミトコンドリアの『増殖と活発化』を促進」を再読してください。そして5の「『太古の脳幹まかせ』の長所」をご覧ください。

Ｑ　被気療者の脳幹（太古の脳幹）が、体調不良・ケガ・傷などをよくすることが期待できるということですか？

Ａ　そうです。よく考えてみてください。脳が私たちの体を支配しています。大脳は「考える脳」です。小脳は手足や体などを「動かす脳」です。

　一方、脳幹は生命を「守る脳」です。そして脳幹の働きは、体調不良・ケガ・傷などを「治す脳」です。

Ｑ　脳の働きはわかりますが、気療の考え方としては、本当に「脳幹まかせ」の働きだけでよいのですか？

Ａ　もちろんです。つまり、究極的にいえば、脳幹が活性化すれば、体調不良・ケガ・傷などがよくなります。病気の予防もできます。

Ｑ　他に、気療ヒーリングの方法はないのですか？

Ａ　被気療者の脳幹（太古の脳幹）の働きにまかせるしかないのです。

Ｑ　だから、気療ハンド「エネルギー」の「手振り」と「静止」によって、「脳幹」を中心に気療ヒーリングするわけですね。

Ａ　そうです。気療ヒーリングは、イメージや念力などの思いもいらないし、呼吸法も必要としません。また「創意と工夫」やテクニック（技術）も必要としません。これらは、大脳を使ってのヒーリングになります。

　気療者は「感ずるがまま」と「あるがまま」、「手振りと静止」だけです。被気療者は、「感ずるがまま」と「あるがまま」で気療ヒーリングを受ければよいのです。

3　他者（被気療者）の気療ヒーリング「体内療法」――気療者の「気療ハンドエネルギー」による

Ｑ　いよいよ、他者（被気療者）気療ヒーリングの実習ですね

Ａ　その前に113ページの表13「『普通筋肉』と『気療筋肉』の対比」をご覧ください。通常、私たちはフリーハンドで、日々の生活を送っています。随意筋（骨格筋）と不随意筋（内臓と心臓）は「普通筋肉」です。

Ｑ　「普通筋肉」の他に、筋肉があるのですか？

Ａ　あります。気療ハンドによる「気療筋肉」があります。「気療筋肉」は、「原子核のエネルギー（気療生命エネルギー）」の発生源であり、発散源です。そして「自他治癒力（積極的免疫力）」の源泉です（あくまで仮説です）。

Ｑ　では、「気療筋肉」はどのようにしてできるのでしょうか？

Ａ　94ページの表12「筋肉細胞の『収縮・弛緩』と核力の『引力・斥力』」をご覧ください。「気療筋

肉」は、気療ハンドにすることにより、太古の脳幹が呼び起こされ、気療電流が体内（全身）に流れます。同時に気療神経が働き出すことで、「気療筋肉」になると期待されるのです。すると、目が覚めて（起きて）いながら、副交感神経の働きが優位となります。

Q　それが、体調不良・ケガ・傷などをよくする「気療筋肉」ですね。

A　その通りです。気療から見ると、「生命筋肉」は、生命を守る筋肉です。もちろん体調不良・ケガ・傷などを治す「自他治癒力」の源泉となります。そして運動筋肉は、手足や身体を動かす筋肉です。

Q　一方の「気療筋肉」は、体調不良・ケガ・傷などを積極的に癒す「自他治癒力」のもと（ベース）になります。当然、体内の「免疫力」も積極的に活性化するわけですね。

A　そうです。気療ヒーリングの内容を気療用語で順次に並べていくと、①気療ハンドエネルギー、②太古の脳幹、③原子核のエネルギー、④気療筋肉、そして、⑤自他治癒力（積極的免疫力）と表現することができます。

Q　気療における「体内療法」は、気療理論編（１９１ページ〜）で説明を受けてきた体内・体外の気療現象を凝縮した療法になるわけですね。なるほどよくわかりました。

では、次のイラストに従って、「気療ハンドエネルギー」による他者（被気療者）とペットの気療ヒーリングの実習を説明していきます。

①手首の脈拍の確認

Q　手首の脈拍を確認するのは大事ですか？

A　もちろんです。確認方法としては、人さし指、中指、薬指の3本を当て爪を立てるようにすると、よいでしょう。

Q　なぜですか？

A　人によって、「脈の血管」が表面にあったり、中ほどにあったり、深いところにあったりします。3本指で爪を立てるようにすると、「脈の打ち方」が簡単に確認できるのです。

Q　脈を確認する意味はなんですか？

A　通常の「脈拍の打ち方」を確認するだけで、脈拍数を数える必要はありません。脈の確認の意味については、気療ヒーリングの終了後に説明します。「脈の打ち方」だけ、覚えておいてください。

②頭部の気療ヒーリング

頭部の気療ヒーリングは、気療ハンドの「手振り」を20秒前後、「静止」を40秒前後と交互に繰り返すだけです。気療ハンドと頭部の間隔は10㎝ほどあけて「手振り」と「静止」を繰り返すだけで、極めて簡単です。シンプルです。

手首の脈拍の確認（開始前）

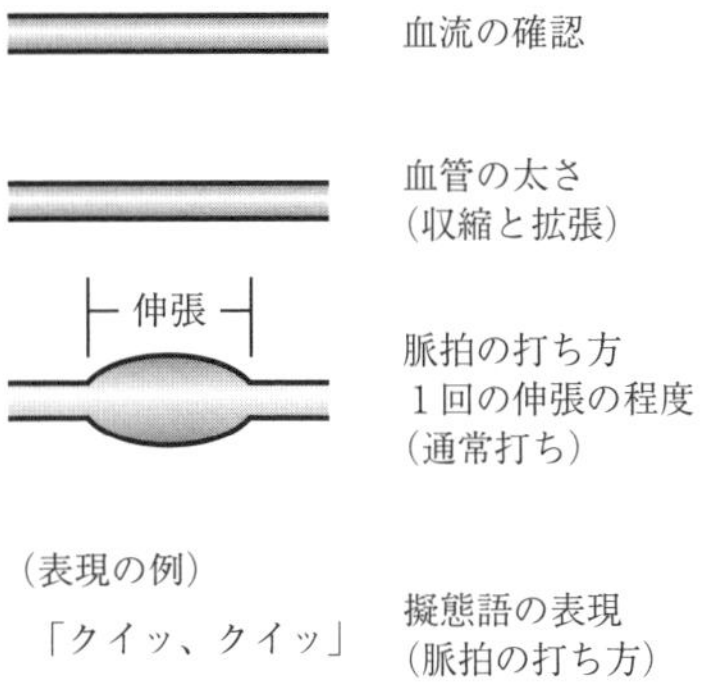

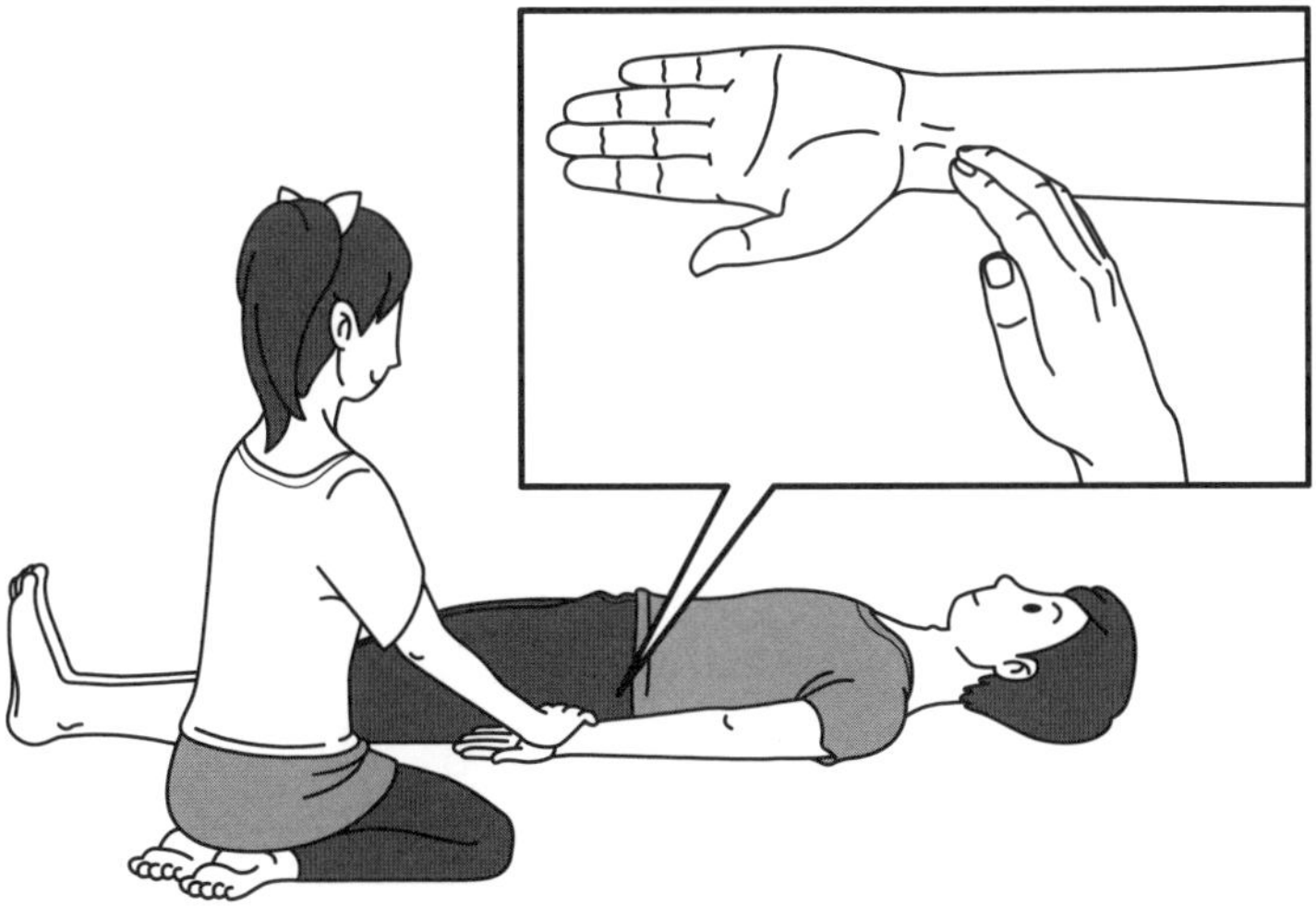

手首の脈拍を確認するときは、人さし指、中指、薬指をそろえた3本の指を当て、爪を立てるぐらいにしましょう。すると、血管（動脈）の位置がわかり、すぐに確認することができます。また、血流、血管の太さ、脈拍の１回の打ち方の伸張の程度（通常打ち）も確認すること。

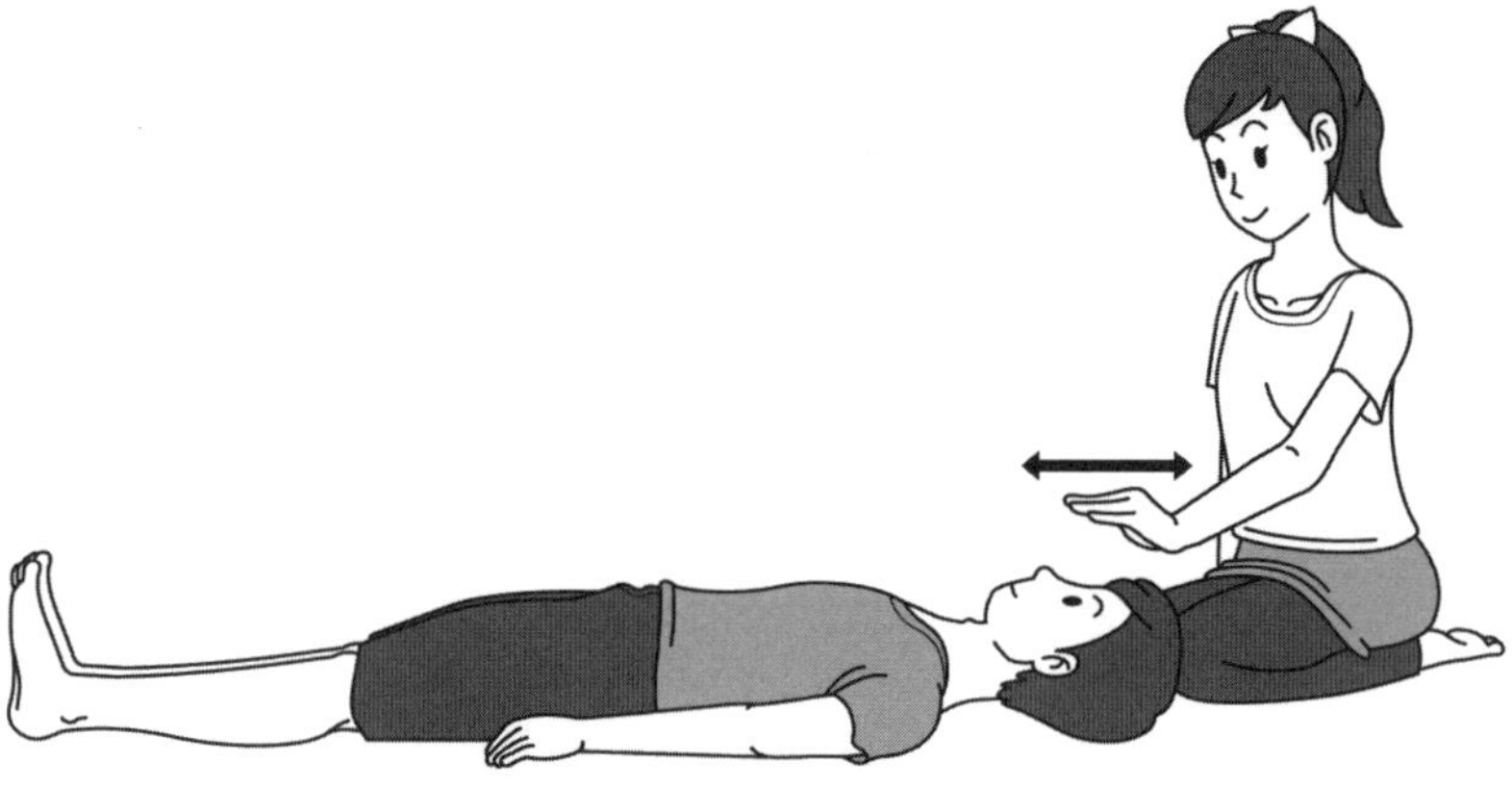

頭部の気療ヒーリング（5分程度）

Q なぜ、気療ハンドの「手振り」と「静止」を繰り返すだけで、いろいろ「奇跡的」な気療現象が起きるのですか？

A 気療人生の前半は、説明ができなくて悩みの連続でした。でも、本書の気療理論編「気療現象学」（191ページ〜）をご覧になればわかるように、説明できるようになりました。気療理論編「気療現象学」の解説で、おおよそは理解ができるでしょう。

Q はい、だいたいわかりました。

A なぜ頭部なのか、結論から言いましょう。私たちは、脳の指令によって生活しています。「気療ハンドエネルギー」と被気療者の「脳幹」との刺激交流を起こすのです。この刺激交流によって、私たちの「現在の脳幹」の中に「太古の時代」から遺伝情報として眠っているたくましい「太古の脳幹」を呼び起こすという考え方です。

Q たくましい「太古の脳幹」が、気療理論の根幹ですか？

Ａ　そうです。「現在の脳幹」と「太古の脳幹」の融合共同作業です。

Ｑ　だから「脳幹（太古の脳幹）まかせ」の「自他治癒力（積極的免疫力）」で、体調不良・ケガ・傷などがよくなるのですね。

Ａ　そのように考えられます。脳の神経細胞――特に「脳幹の神経細胞」――は、血液循環が良好となり、栄養と酸素が十分に供給されれば、大喜びして活性化します。老廃物も運び出されて新陳代謝がよくなります。

Ｑ　なるほど。活性化した脳幹（太古の脳幹）は、全身の神経網に対し、強い「生きる指令」と「癒しの指令」を発するわけですね。それと全身の神経細胞も「栄養と酸素」が供給されるから体調不良やケガ・傷などの患部も早く修復されることが期待されるわけですね。ちなみに、脳の神経細胞と全身の神経細胞も「原子核」からできているんですよね。

Ａ　そうです。よく理解してきましたね。本当は、頭部の気療ヒーリングだけで半分以上は、修復してしまうと考えられます。

Ｑ　だから、創意と工夫もいらない、技術もテクニックもいらないわけですね。

Ａ　その通りです。気療理論のすべてが、脳幹（太古の脳幹）と、気療ハンドエネルギーにあるわけですね。

Ｑ　「脳幹はすべてを知っている」ですね！

Ａ　その通りです。脳の疾患には、非常に気療効果が高いのです。例えば、脳出血・脳梗塞・くも膜下出血、うつ病、パニック障害、認知症、自閉症、自律神経失調症などに改善効果が見られます。もちろん、医療行為として行っているわけではありません。

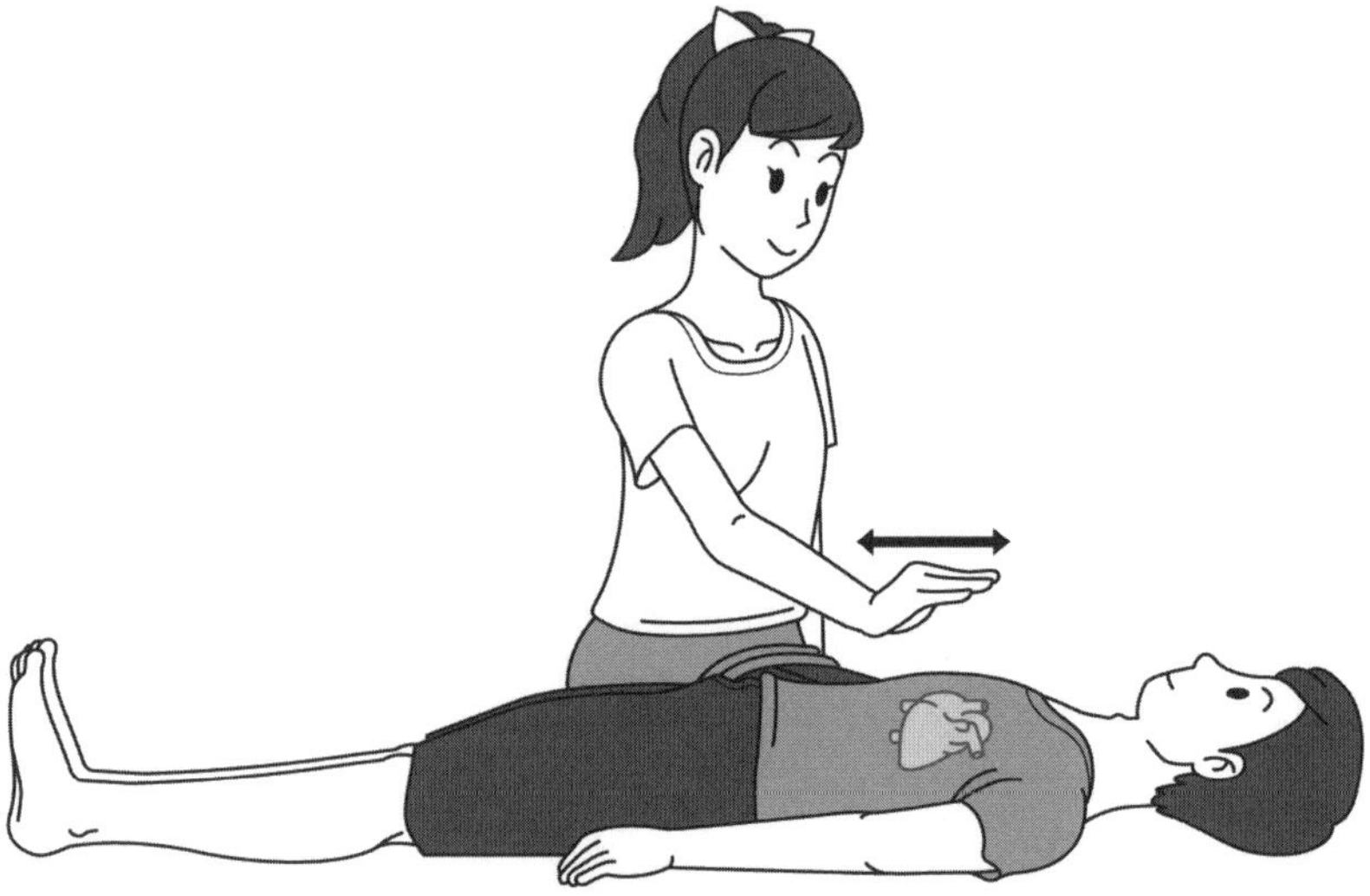

心臓の気療ヒーリング（２分程度）

③心臓の気療ヒーリング

Q「気療ハンドエネルギー」による心臓の気療ヒーリングをするのは、なぜですか？

A まず方法としては、心臓から10㎝ほど離して、気療ハンドの「手振り」と「静止」を繰り返します。これによって心臓の心筋細胞の「瞬間収縮」と「拡張」の働きが強くなります。

　それと同時にストレスなどにより骨格筋や内臓筋なども含め、全身の筋肉が緊張硬直して硬くなっているのを、「感覚硬直神経」の働きで解きほぐしながら、全身の血管をやわらかく広げます。

Q そこでポンプの役割をする心臓が力強く働き出して、全身に血液を「ゆったり」「しっかり」「力強く」送り出すわけですね。

A その通りです。全身の血液循環が良好になれば、「栄養と酸素」が行き渡り、「新陳代謝」がよくなり、いろいろな症状が修復・改善されます。

Q　心臓疾患には、気療効果があるのですか？

A　もちろん医療行為ではありませんが、なんらかの効果があることが期待されます。特に狭心症・心筋梗塞などは、血流不足から起きます。「気療ハンドエネルギー」の刺激交流により、心筋細胞の「瞬間収縮」と「拡張」が起きますから、修復を助けることが期待できるのです。

Q　わかりました。ちなみに心臓（心筋）も「原子核」からできているんですよね。

A　そうです。全身の細胞は、「原子核」でできていますから。

④丹田（腹部）の気療ヒーリング——消化器系・泌尿器系・婦人科系

Q　「気療ハンドエネルギー」による丹田の気療ヒーリングをするのは、なぜですか？

A　気療では、丹田は腹部の「内臓諸器官」を意味しています。腹部から10㎝ほど間隔をあけて、気療ハンド「エネルギー」の「手振り」と「静止」を繰り返します。内臓諸器官は、気療ハンド「エネルギー」の刺激交流により、すぐに「気療筋肉」に変わります。

「気療筋肉」になることにより、「自他治癒力（積極的免疫力）」が活性化して、患部が改善することが期待されます。

Q　気療ハンド「エネルギー」の「手振り」と「静止」の繰り返しで、気療効果（癒しの効果）があるなんて、実にシンプル（簡単）で、にわかには信じられませんね。

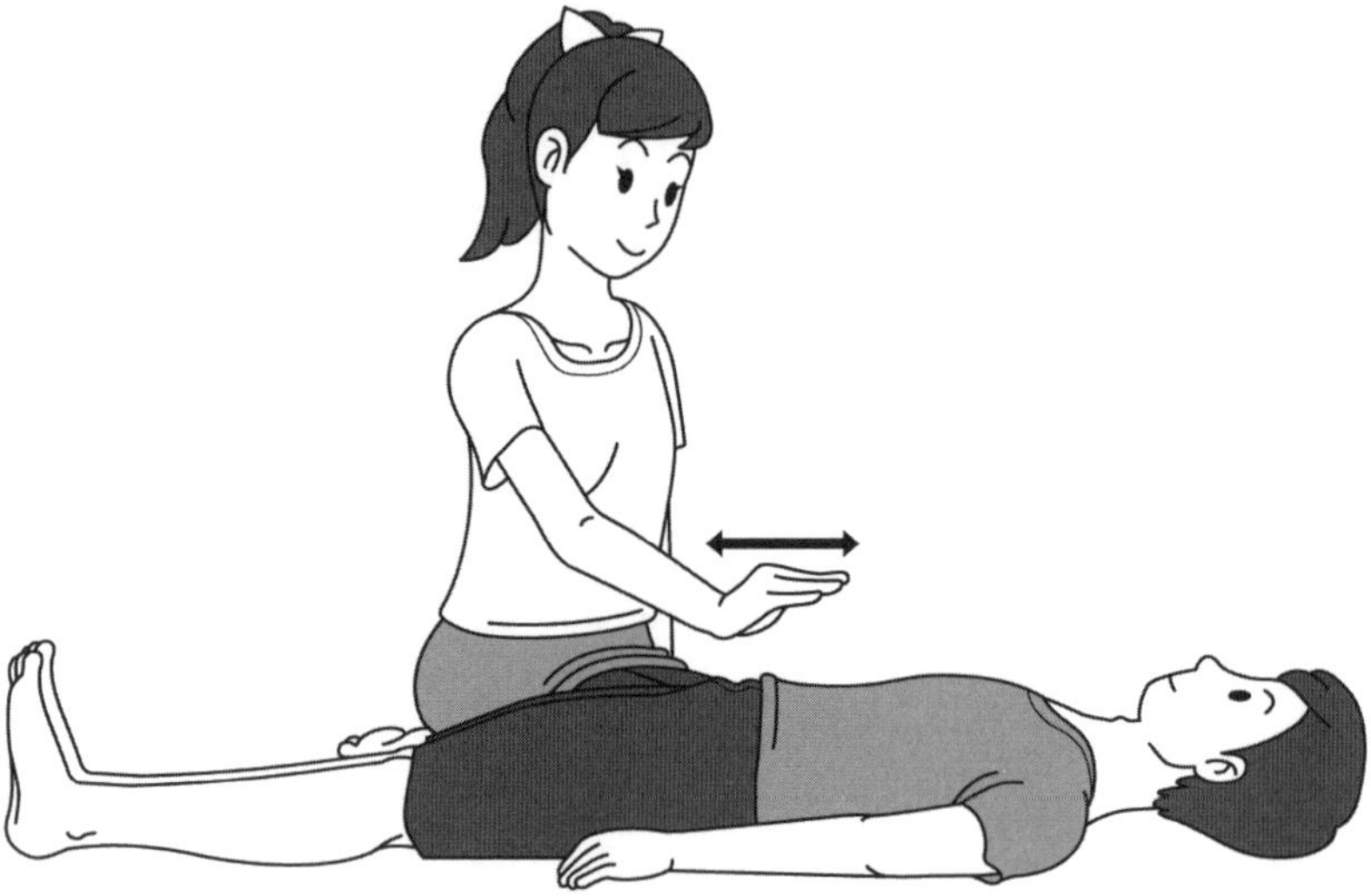

丹田の気療ヒーリング（３分程度）

A　私も昔はそうでしたよ。

Q　まさに被気療者の脳幹（太古の脳幹）まかせですね。また被気療者の自他治癒力「積極的免疫力」まかせですね。ちなみに内臓諸器官も「原子核」でできているんですよね。

A　その通りです。

⑤足のうらと足のうらの気療ヒーリング

Q　「足のうら」と「足のうら」で被気療者を気療ヒーリングするのは、なぜですか？

A　これは、アマチュア時代の気療ヒーリング中に出てきた素朴な疑問から閃《ひらめ》いたのです。右手の手のひら（現在の気療ハンド）で、被気療者の頭、心臓、丹田、そして「両足のうら」に気を送っていたところ、「手のひら」も「足のうら」も同じではないかと思い、私は「右足のうら」を上の図のように10㎝ほどあけておきました。動かさず、ただそこに

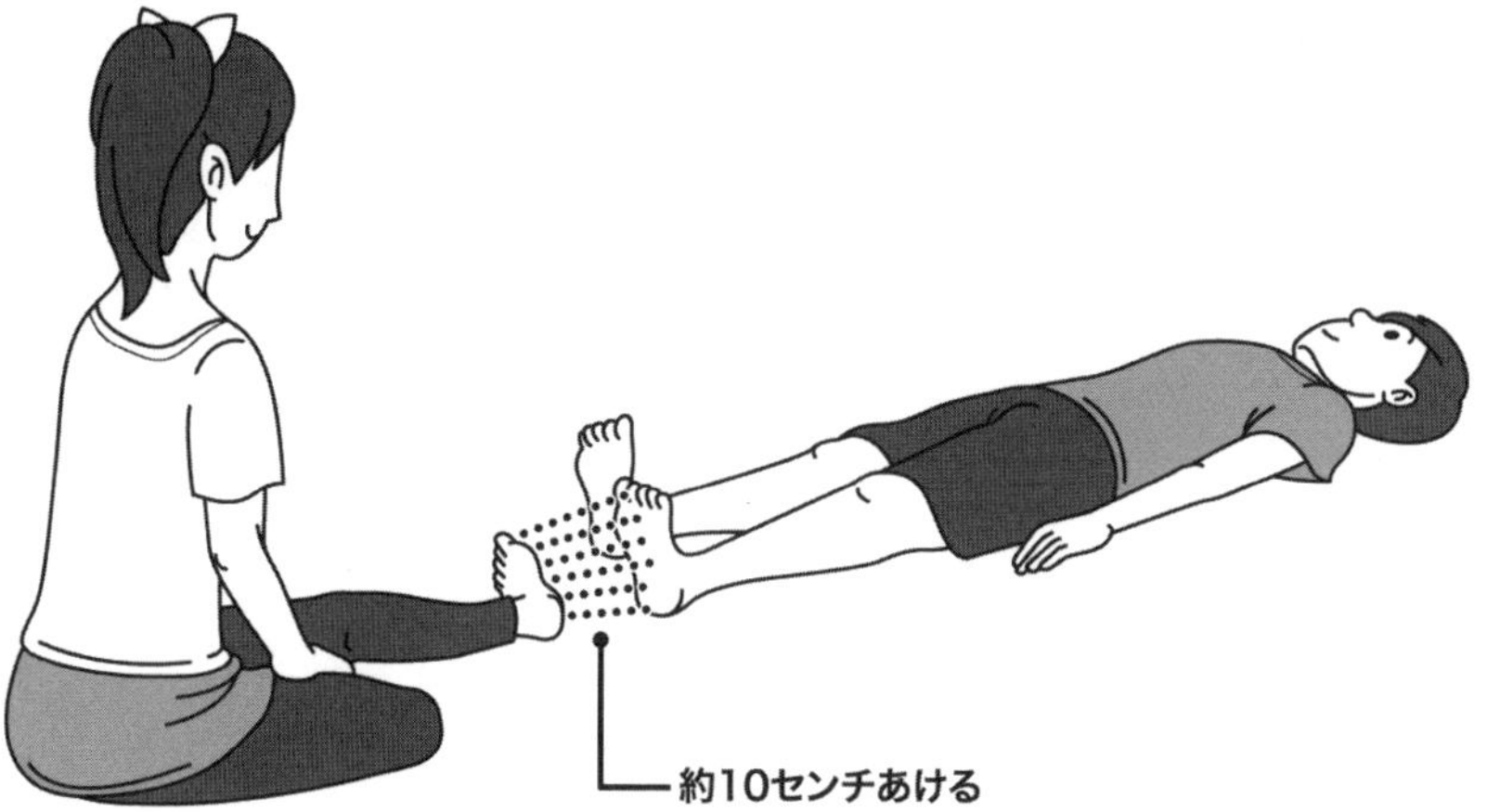

足のうらと足のうらの気療ヒーリング（10分程度）

「右足のうら」を置いているだけでした。

　しばらくすると、私の「右足のうら」にチクチクしたものを感じました。私は、「足のうら」でもエネルギーのようなものを感ずるんだと思いました。同時に被気療者から、「足のうらって強いのね」と言われました。

　待っていた他の人のそばにも同様に私の「足のうら」を置いてみました。するとみな異口同音に私の右足のエネルギーが「手のひらより強い」と言いました。それ以来、現在も「足のうら」での気療ヒーリングを続けています。そうやって、気療ヒーリングで、「足のうら」は欠かすことができない存在になりました。

Q　「足のうら」を、10㎝ほど間隔をあけて置いておくだけでいいのですか?

A　そうです。気療効果は、非常に高いから止めることができません。

Q　不思議ですね。

A　そうでしょう？　気療理論が確立するまでは、気療現象は起きるのにまったく説明することができませんでした。

Q　いまは、説明できるのですか？

A　できます。「足のうら」も「原子核」からできていますから、お互いの「原子核のエネルギー」の交流だと考えられます。超・超・超ミクロの原子核をつくるパイ中間子の核力「引力と斥力」と同じ原理が働いているということです。つまり「原子核」をつくる核力が「マクロ化」して、毛細神経が集中している「足のうら」で感ずるのだろうということです。

Q　「原子核のエネルギー」のマクロ化現象が起きているということですか？

A　その通りです。

Q　何も考えず、10㎝ほどあけて置いておくだけで、勝手に「原子核のエネルギーの交流」が行われるということですか？　まさに「物理現象」が起きているということですね？

A　その通りです。

Q　素晴らしい発見ですね。驚きました。感動します。

A　「原子核のエネルギー」が、被気療者の全身を通って、脳幹を刺激して「太古の脳幹」を呼び起こし、すべての筋肉（全身）を「気療筋肉」にします。そして、「癒しの三調整の原理」が働き出し、「癒しの心身調整」が行われます。これが自他治癒力「積極的免疫力」になると考えられます。

Q　「足のうら」も「気療ハンド」も、気療理論通りの気療現象を起こすことができるということですね。気療は「問答無用」の世界ですね。

A　その通りです。しかし理論化しないと、未来永劫にわたって摩訶不思議、超能力、特殊能力のままになるでしょう。誰にでも簡単にできるのに。

Q　もったいないですね。

A　私は、ジョークでよく言います。人類は、「無駄足」を踏んでいると。

⑥患部の気療ヒーリング

Q　気療ハンド「エネルギー」による患部の気療ヒーリングは、どのようにするのですか？

A　頭部（脳幹）、心臓、丹田、足のうらは、気療ヒーリングの基本です。患部の気療ヒーリングは、基本と変わりなく、患部（内臓でも）から10㎝ほど間隔をあけて行います。念のため申し上げますが、気療ヒーリングは、基本的に被気療者の体には触れません。

Q　患部の気療ヒーリングの方法はありますか？

A　前にも説明したように、気療ハンド「エネルギー」で「感ずるがまま」と「あるがまま」、そして「手振り」と「静止」の繰り返しです。「手振り」を20秒から30秒、「静止」は40秒前後です。これは長年の経験則です。患部の状態にもよります。

　また個人差があり、手応感覚にもよります。気療ヒーリングを続けていけば、脳幹が教えてくれます。必要に応じて自然に「手振り」と「静止」ができるようになります。

Q　相変わらずシンプルで脳幹まかせですね。

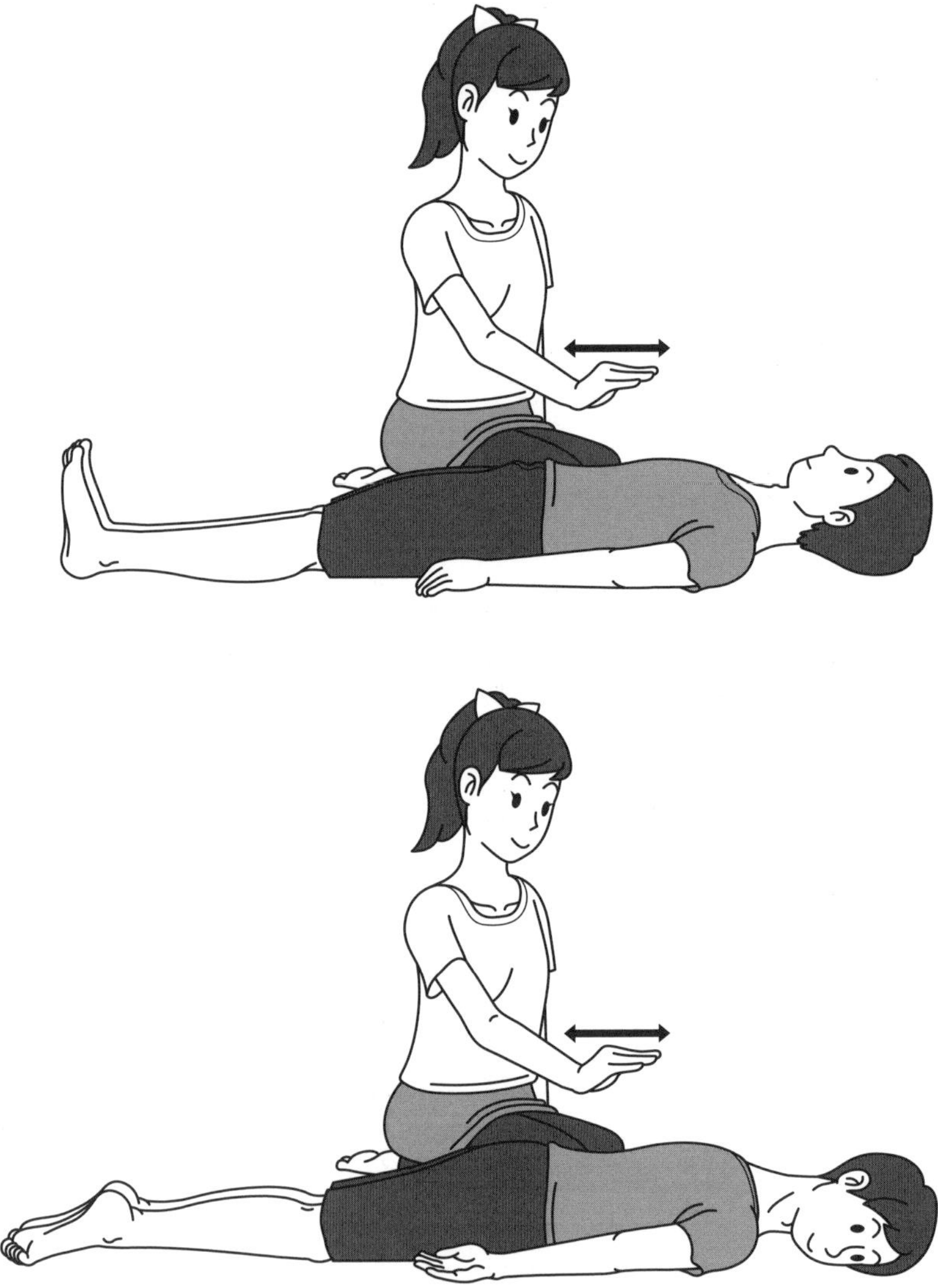

患部の気療ヒーリング（20～30分程度）

Ａ　そうです。患部がよくなっていく様子を説明しておきます。

Ｑ　お願いします。

Ａ　まず、筋肉「細胞」を「カラーゾーン」に置き換えてみましょう。

健康な人は、筋肉「細胞」が正常です。正常な筋肉「細胞」を「ホワイトゾーン」とします。患部の筋肉「細胞」を「ブラックゾーン」とします。患部の周囲を「グレーゾーン」とします。

例えば、額を打撲して「たんこぶ」になったとします。気療ハンド「エネルギー」により「たんこぶ」に向かって10㎝ほどあけて「手振り」と「静止」を繰り返します。

打った部分（ブラックゾーン）は小さくても炎症が広がり、痛みも広がります。これがグレーゾーンです。気療ハンド「エネルギー」により、筋肉細胞の「瞬間収縮硬直と弛緩」が始まります。

これによって急激な痛みが伴いますが、「みるみる」うちに、グレーゾーンは新陳代謝により消えていきます。次に「ブラックゾーン」自体の「グレーゾーン化」が始まり、短期間または短時間で修復されることが多いです。

Ｑ　素晴らしいですね。これが内部から癒す超ミクロの「体内療法」ですか？

Ａ　そうです。いろいろな体調不良・ケガ・傷などがありますが、同じように超ミクロの「体内療法」で修復されてよくなることが多いです。

ただもちろん、気療ヒーリングを使うのは症状が軽い場合で、大きなケガや症状が重くなったら、医療機関を受診するようにしてください。

Ｑ　了解しました。

⑦手首の脈拍の再確認――「自他治癒力（積極的免疫力）」の証明

Q　気療ヒーリングの前と後では、脈拍に変化があるのですか？

A　脈拍の「打ち方」が変わります。３本の指で手首の脈拍を確認してください。

Q　気療ヒーリングを終えた後の脈拍の「打ち方」は、「ゆったり」「しっかり」「強く」なっていますね。これはどういうことですか？

A　気療ヒーリング後は、全身の筋肉（細胞）の「緊張硬直」がほぐれて、同時に血管も毛細血管もやわらかく広がって、血流が良好になったということです。これを気療では、「ゆったり打ち」といいます。つまり癒すための「ゆったり打ち」です。

　同時にリンパ管とリンパ毛細管もやわらかく広がって血管と連動します。さらに呼吸も「ゆったり呼吸」になります。これにより、体内呼吸である細胞呼吸が盛んになります。これを「気療呼吸」と呼んでいます。ちなみに走ったりしたときの脈拍は「急ぎ打ち」となり、呼吸は「急ぎ呼吸」になります。

Q　なるほど。わかりました。では、「ゆったり打ち」と「ゆったり呼吸」の意味はなんですか？

A　「ゆったり打ち」と「ゆったり呼吸」になったということは、「気療筋肉」となり、癒しの「三調整の原理」が働き出したということです。「癒しの心身調整」が行われていることの証明になります。

Q　そして、「自他治癒力（積極的免疫力）」の証明にもなりますか？

A　なります。つまりは、「気療ハンドエネルギー」によって体調不良・ケガ・傷などがよくなること

手首の脈拍の再確認（終了後）

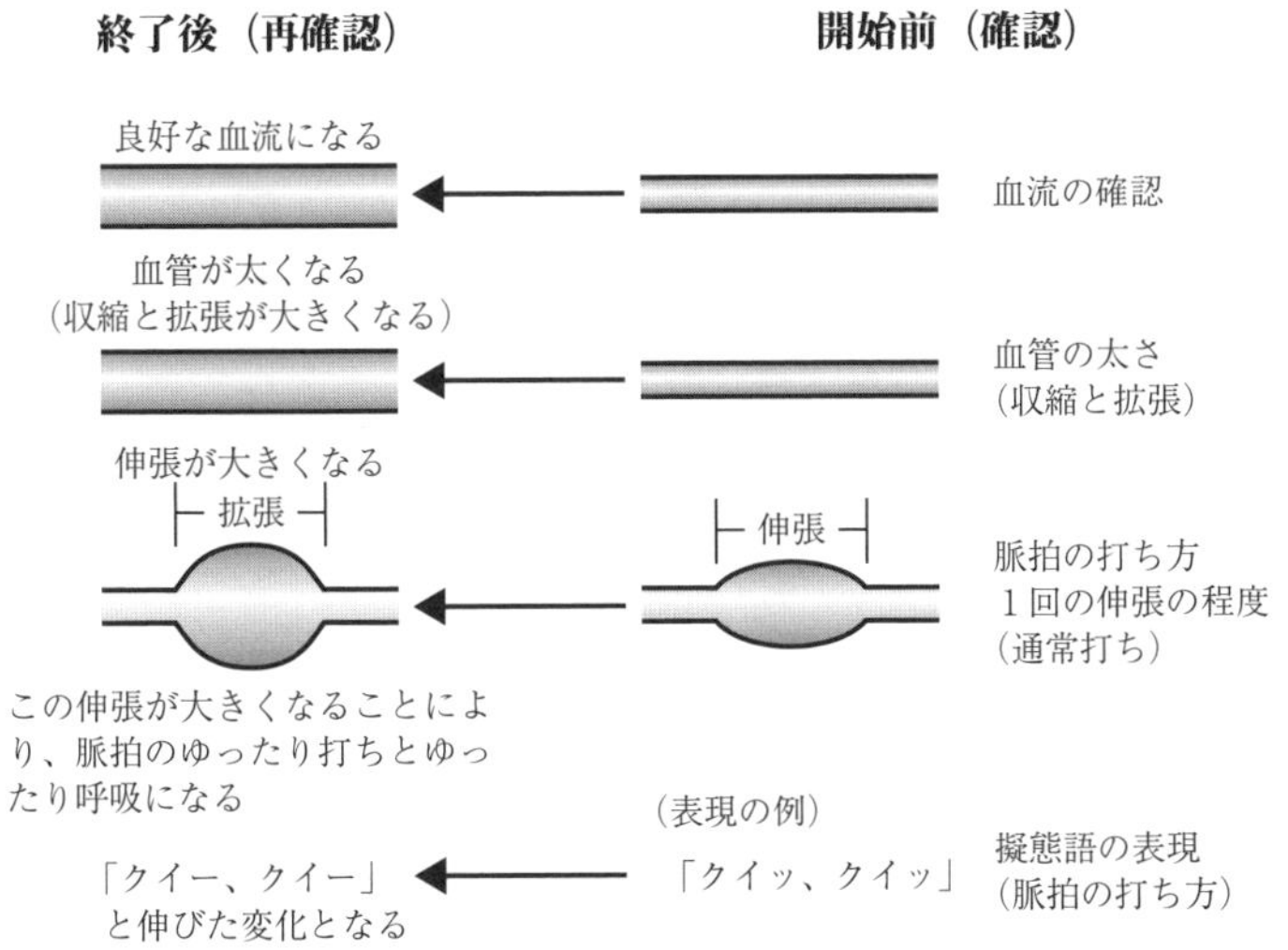

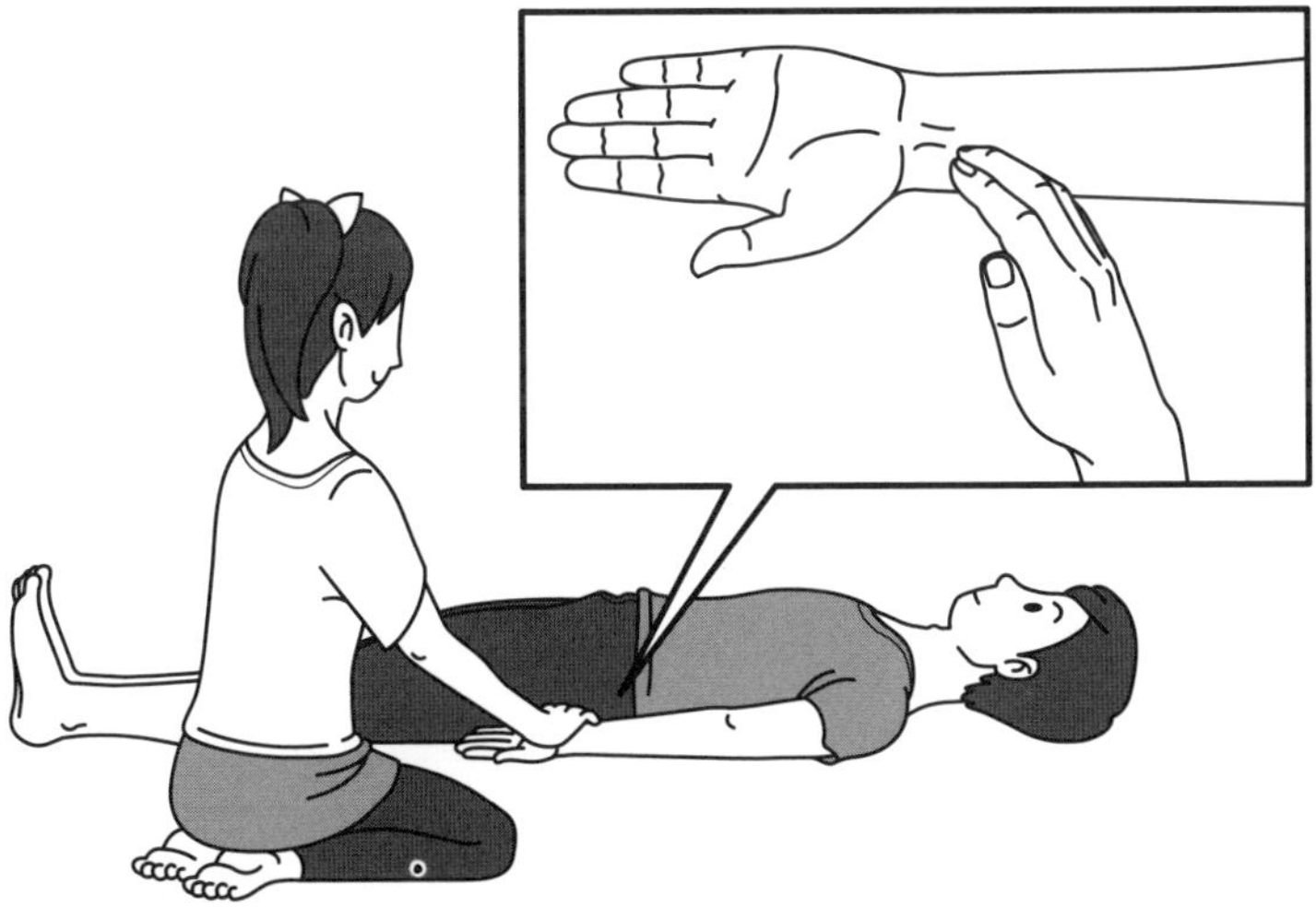

気療ヒーリングの開始前は、通常の血流、通常の血管の太さ、１回の脈拍の通常の拡張と伸長で「クイッ、クイッ」という脈拍の打ち方でした。終了後は、良好な血流、収縮と拡張が大きくなることで血管が太くなり、１回の脈拍の伸張が大きくなり、脈拍の打ち方が「クイー、クイー」と伸びる変化になります。これを気療では、「ゆったり」「しっかり」「強く」「太く」「やわらかく」と表現します。

の証明になるのが「ゆったり打ち」と「ゆったり呼吸」です。体調不良・ケガ・傷などがよくなっていること自体が「自他治癒力（積極的免疫力）」を存在する証明と言えるでしょう。

Q　素晴らしいことです！

⑧ペットの気療ヒーリング

Q　犬・猫の頭部と背中の気療ヒーリングの方法はどうしたらいいでしょう？

A　人間と同じ方法です。気療ハンドの「手振り」と「静止」を適宜、交互に繰り返せばいいでしょう。

Q　犬・猫が腹這いのときは、どのようにすればいいですか？

A　頭部は脳に、背中は背骨を中心に10センチほどあけて気療ハンドを20秒間ほど「手振り」したら、30秒間ほど「静止」状態で交流する。それを適宜繰り返せばいいでしょう。

Q　腹部（内臓）の気療ヒーリングの方法はどうしたらいいですか？

A　頭部と背中の気療ヒーリングと同様に、横に寝た状態で、腹から10センチほどあけて、気療ハンドの「手振り」と「静止」を交互に繰り返してください。

Q　どれぐらいの時間ですか？

A　30分間ほどでいいと思います。症状が重そうであれば、もっと時間をかけてあげてもいいでしょう。もちろん、必要に応じて動物病院を受診することもお忘れなく。

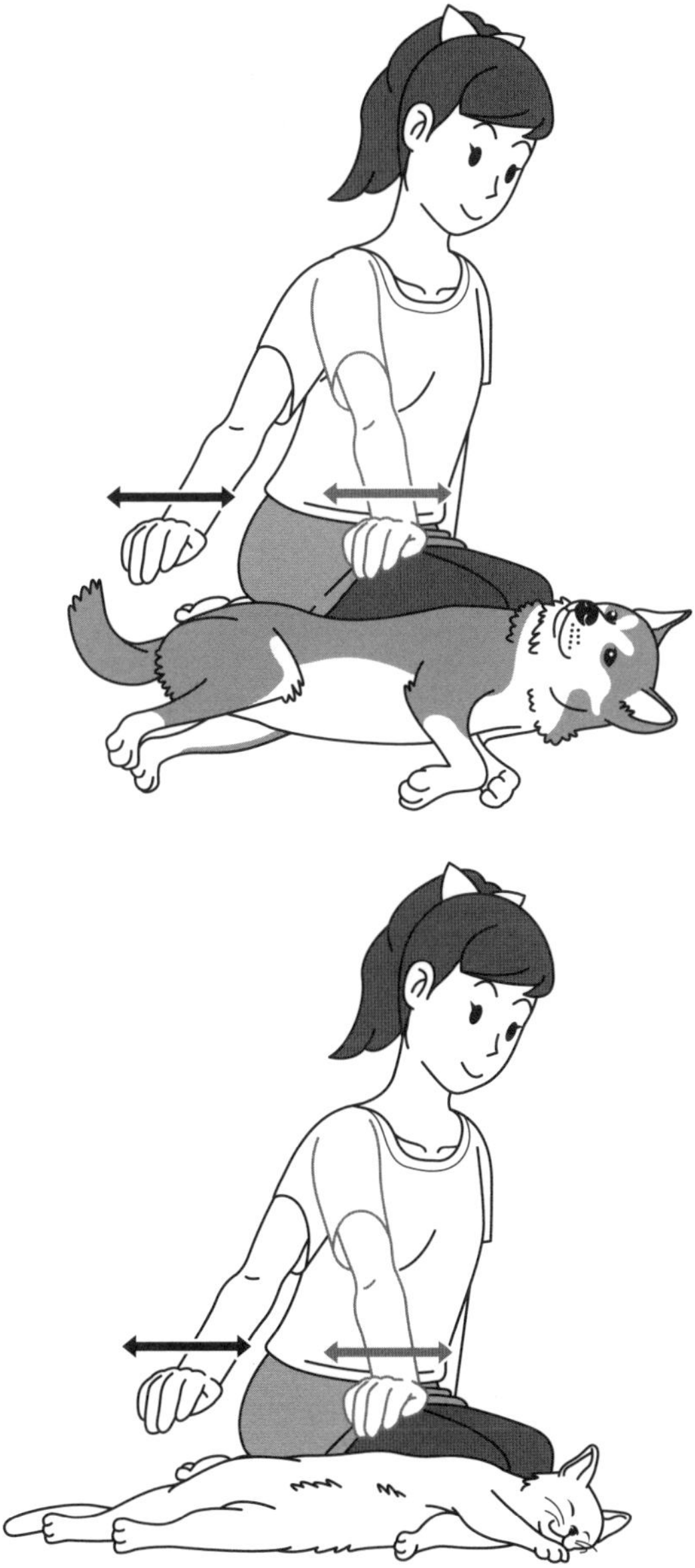

犬・猫の腹（内臓）の気療ヒーリング

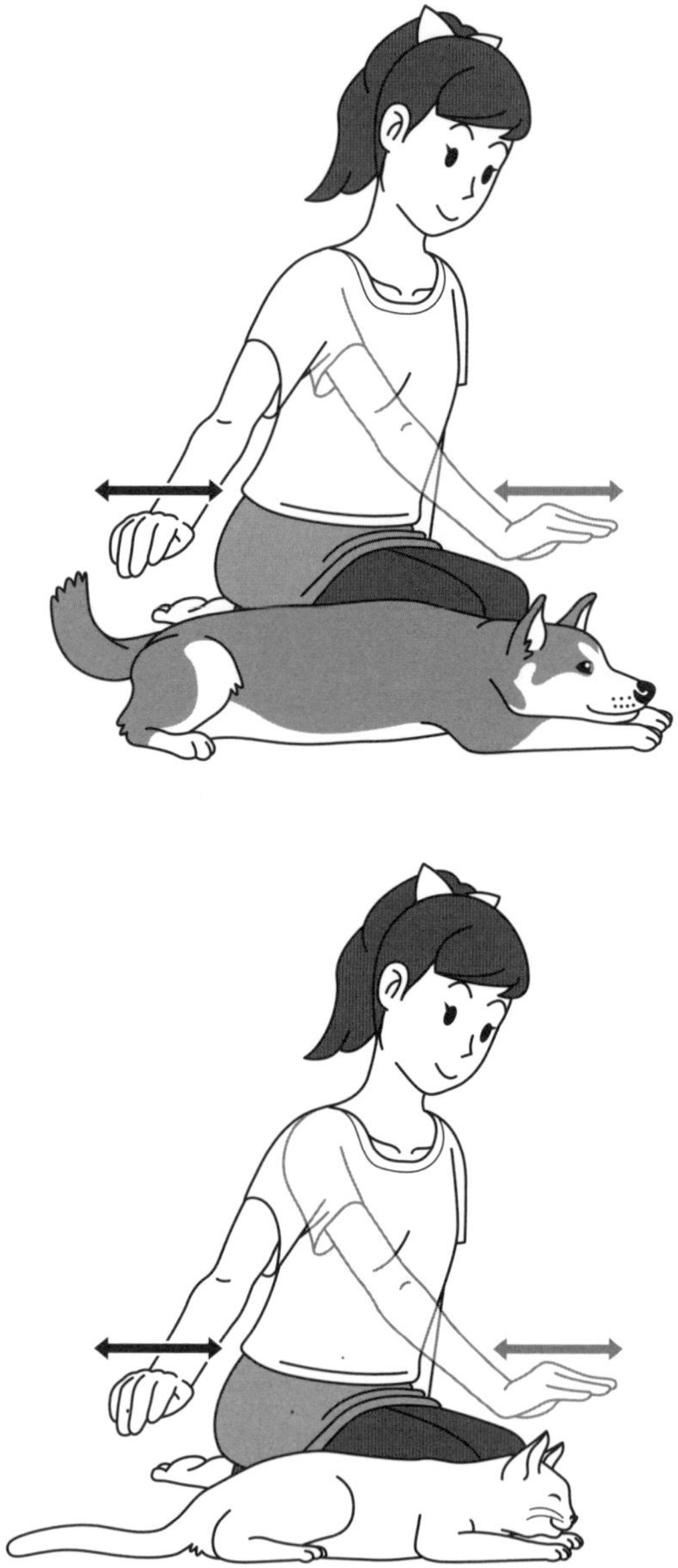

犬・猫の頭部と背中の気療ヒーリング

おわりに

気療理論と気療エクササイズ、および気療ヒーリング（体内療法）について説明してきました。理解ができたでしょうか。

本書は、それぞれの表に気療理論を組み込んだ上で、Ｑ＆Ａ（会話形式）でそれぞれの表の内容をわかりやすく説明してきました。それでも理解するのが難しいと思う人がいると思います。そこで、全体像をつかめるようにしました。

23ページの表１「人体の３機能（天動説・地動説）」をご覧ください。この表1を、写真と表25「『人体の３機能』と『樹木』の関係」に置き換えたものが巻末の折り込みです。写真は、私が主宰する気療塾学院での講義でホワイトボードに書いた図表です。表25は、枝葉を「知能機能」に、幹を「生理機能」に、根を「物理機能」に置き換えました。

私たちの病気やケガ・傷などは、幹（生理機能）に該当します。病気やケガ・傷などをよくするのは枝葉（知能機能）です。つまり、「フリーハンド」と「大脳」で病気やケガ・傷など治します。これが体の外から病気やケガ・傷などを治す「体外療法」です。この処置後に自然に治るのを待つのが自然治癒力です。

一方、「生理機能」の病気やケガ・傷などをよくするのが根（物理機能）です。つまり、「気療ハンド」と「太古の脳幹」、および「物理機能」の超・超・超ミクロの「原子核のエネルギー」が活発化して、病気やケガ・傷などがよくなることが期待されるのです。
体内の超ミクロのマクロ化によって改善させるのが「体内療法」です。「体内療法」は、気療だけができる療法です。体内療法は、気療筋肉をつくり、自他治癒力「積極的免疫力」により、病気やケガ・傷などをよくするものです。

現代の私たちの「脳」についてですが、大脳は「思考的肥大化」の状態にあり、脳幹は「生命的弱体化」の状態にあると思います。

私たちは、いろいろな病気で苦しんでいたり、人間関係のストレス、男女のトラブルなどさまざまなストレスにさらされています。脳幹の働きも弱っています。そこで、生命的に弱体化している脳幹を活性化する方法が、「気療ハンド」です。

気療ハンドにすれば、大脳の抑制機能を緩和して、脳幹が刺激され、活性化します。脳幹を鍛えることができるのは「気療ハンド」だけです。活性化した脳幹「太古の脳幹」は、「原子核のエネルギー」を活発化したり、全身（骨格筋・内臓筋）などの「気療筋肉」をつくります。その結果、自他治癒力「積極的な免疫力」が高まると考えられます。

また免疫ネットワークを活性化すれば、「積極的な免疫力」となります。自他治癒力（積極的免疫力）は、万病に効果があると期待されます。

最後になりますが、ここで新型コロナウイルスについて話したいと思います。現在、新型コロナウイルスの「感染防止対策」と「経済活動」の両方に、日本を含めて世界中が取り組んでいます。気療もなにかお役に立ちたいと思います。

そこで、スローガンを次に挙げます。

「気療ハンドエネルギー」で、新型コロナウイルスに負けない「気療筋肉」をつくろう！

「気療ハンドエネルギー」で、新型コロナウイルスに負けない「自他治癒力（積極的免疫力）」を身につけよう！

神沢瑞至

著者プロフィール

神沢 瑞至（かんざわ ただし）

1944年１月	群馬県に生まれる。
1968年３月	明治大学法学部卒業
1971年12月	公務員となる。
1988年１月	身体に異変が起きる。２月、３月にかけて真夜中の睡眠中に脳幹（電撃）ショックが合計６回起きる。これが原因で「気の力」に目覚め、自己のいろいろな病気もよくなり、人の病気やケガに癒しの効果があることに気づく。以来、現在まで延べにして数万人を癒す。
1992年３月	公務員を退職、上京する。
1992年４月	「気の力」の研究と実践に専念し「気の力」の普及活動に入る。
1994年７月	フランスのアヴィニヨンにて１ヶ月ほど滞在、気の力の普及活動
1995年２月	著書『気療』（たま出版）を出版
1996年５月	著書『遠隔気療』（たま出版）を出版
1996年８月	気療塾を開設
1997年11月	TBSテレビ系『どうぶつ奇想天外！』に出演
1998年６月	フジテレビ系『奇跡体験！ アンビリバボー』に出演
1998年８月	気療塾学院を開校（気療塾を改名）
1999年７月	気療塾学院パリ分校開校
2001年４月	テレビ朝日系『これマジ⁉ オーストラリア編』出演
2001年10月	テレビ朝日系『これマジ⁉ スペイン編』出演
2001年12月	テレビ朝日系『これマジ⁉ ケニア編』出演
2002年６月	日韓ワールドカップ記念特別番組、韓国テレビに出演
2002年10月	テレビ朝日系『これマジ⁉ シベリア編』出演
2002年12月	気療師派遣業のモデル事業開始
2004年２月	著書『気療で健康増進』（たま出版）を出版
2005年６月	テレビ朝日系『世界超常現象審議会（アメリカ編）』出演
2006年１月	気療塾学院大阪校開校
2006年２月	韓国テレビ（KBS）出演
2006年４月	日本テレビ系『特命リサーチ200X』出演
2006年７月	TBSテレビ系『どうぶつ奇想天外！』出演
2007年２月	遠隔気療ネットワーク開始
2007年11月	フジテレビ系『超能力アカデミー 2007』出演
2011年12月	ヒストリーチャンネル『スーパーヒューマンズ』出演
2013年５月	著書『気療講座　自他治癒力を身につけよう』（文芸社）を出版
2016年10月	著書『気療講座2 「気療現象の原理」の発見』（文芸社）を出版
2017年６月	TBSテレビ系『世界がビビる夜』出演
2018年３月	TBS系『ヤバいよ！ 怪奇探偵団』出演

www.kiryoujyuku.jp/

気療講座 3　癒しの人体地動説

2020年12月15日　初版第１刷発行

著　者　神沢 瑞至
発行者　瓜谷 綱延
発行所　株式会社文芸社
〒160-0022　東京都新宿区新宿１－10－１
電話　03-5369-3060（代表）
03-5369-2299（販売）

印刷所　図書印刷株式会社

ISBN978-4-286-22328-5